全国高等医学院校教材

康复工程学

主　编　余　瑾
刘夕东

副主编　李　丽
王东岩
冯晓东

上海科学技术出版社

图书在版编目(CIP)数据

康复工程学/余瑾,刘夕东主编. —上海:上海科学技术出版社,2009.2(2022.8重印)
全国高等医学院校教材
ISBN 978-7-5323-9372-5

Ⅰ.康… Ⅱ.①余…②刘… Ⅲ.康复医学—医学工程—医学院校—教材 Ⅳ.R496

中国版本图书馆CIP数据核字(2008)第183016号

康复工程学

(供康复治疗学专业、康复治疗技术专业用)

主　编　余　瑾　刘夕东

副主编　李　丽　王东岩　冯晓东

上海世纪出版(集团)有限公司
上海科学技术出版社　出版、发行
(上海市闵行区号景路159弄A座9F-10F)
邮政编码 201101　www.sstp.cn
常熟市华顺印刷有限公司印刷
开本 787×1092　1/16　印张:8
字数:190千
2009年2月第1版　2022年8月第10次印刷
ISBN 978-7-5323-9372-5/R·2523
定价:16.00元

全国高等医学院校教材

康复系列教材编审委员会名单

《康复工程学》编委会名单

主　　编　余　瑾（广州中医药大学）
　　　　　刘夕东（成都中医药大学）

副 主 编　李　丽（山东中医药大学）
　　　　　王东岩（黑龙江中医药大学）
　　　　　冯晓东（河南中医学院）

编　　委　（以姓氏笔画为序）
　　　　　王文丽（昆明医学院）
　　　　　朱　毅（南京中医药大学）
　　　　　刘明军（长春中医药大学）
　　　　　刘春龙（广州中医药大学）
　　　　　孙武权（上海中医药大学）
　　　　　李铁浪（湖南中医药大学）
　　　　　张　健（天津中医药大学）
　　　　　陈国平（黑龙江中医药大学）
　　　　　龚建文（广州中医药大学）
　　　　　管叶明（安徽中医药大学）
　　　　　樊　旭（辽宁中医药大学）

学术秘书　刘春龙（广州中医药大学）

学术顾问　卓大宏（中山大学医学院）
　　　　　罗志强（香港岛东医院联网复康医疗委员会）

前　言

康复医学是一门新兴的医学科学，它主要通过医学手段防止残疾产生，减轻残疾对人的个体活动能力和社会参与能力的影响，最终达到提高生活质量和回归社会的目的。

随着社会经济发展、老龄化社会进程加快和疾病谱改变，医学模式发生了两个重大转变，即从生物医学模式向“生物—心理—社会”医学模式转变，从疾病治疗医学模式向“预防—保健—治疗—康复”医学模式转变。人们对疾病、功能、残疾和健康等概念有了全新的认识，患者和医务人员不再满足于单纯的治疗疾病、稳定病情，而是要求人体功能和能力得到最大限度的保存和恢复，以使患者能获得较高的生活质量并重返社会。上述改变和需求对康复医学的发展起到了有力的推动作用。

康复医学创始于 20 世纪 40 年代，至 20 世纪 80 年代传入我国并得到较大发展，尤其是在沿海地区和经济发达地区。90 年代中期，国家卫生部明确提出了在二级以上医院必须建立康复医学科的要求，并明确康复医学科为临床科室。由于康复医学的快速发展，对康复医学专门人才的培养也提出了急迫的要求，根据中医学、针灸推拿学独特的康复理念与技术特色，90 年代末期国内一些中医院校开始探索培养具有中西医知识和技能的复合型康复医学专门人才，先后在中医专业、针灸推拿专业设立了康复医学方向，经过 10 多年的发展和完善，部分院校已经开办了康复治疗学专业，建立了康复治疗学硕士授位点，为我国康复医学的发展和人才培养作出了积极贡献。

但与康复专业发展和人才培养不相称的是，中医院校一直没有统一的康复医学专业教材，成为影响人才培养质量和制约中医康复医学教育发展的重要瓶颈。因此，整合全国中医院校康复医学教育资源和教育经验，编写一套具有中医特色的康复医学教材，对于建立有中国特色的康复医学体系和促进我国康复医学事业发展具有十分重要的意义。

本系列教材综合了全国主要中医院校康复医学专业培养计划和教学大纲要求，由《康复医学基础》、《康复评定学》、《康复疗法学》、《临床康复学》、《康复工程学》、《中医康复学》和《康复医学》七本教材组成，涵盖康复医学的基础理论、基本治疗技术及其临床应用等主要内容，坚持"系统全面、简明实用、内容精炼、突出特色"的编写原则，注重把握"科学、严谨、知识公认"等教材编写特点。在编写方法上，尝试在每个章节前引入精炼的"导学"，概括各章节的主要内容和重要知识点，以帮助学生更好地理解和掌握教材内容，提高教学质量和教学效果。

本系列教材除了供中医院校康复治疗学专业、康复治疗技术专业学生使用外，还可供中医、中西医结合、针灸推拿、中医骨伤等专业必修（或选修）课使用，也可作为参考书，供相关学科专业的医师、治疗师、教师参考。

由于编写者知识和水平的限制，教材中难免有不当之处，敬请广大读者指正，以便不断修正和完善。

全国高等医学院校康复系列教材编审委员会

2007 年 9 月

编写说明

《康复工程学》是全国高等医学院校教材，是康复治疗学或康复医学方向的主干课程之一，是为适应21世纪高素质创新人才的培养和高等医学院校的改革、发展需要编写而成。可供全国高等医学院校中医类、中西医结合、康复治疗学专业、康复治疗技术专业使用，亦可供中医康复临床医师参考。

本教材主要系统介绍康复工程学的基础理论、基本观点、临床常用设备和技术以及临床应用，同时注意汲取国、内外最新的研究成果，并结合近年来康复工程学研究进展和中医院校的教学实际，突出“三基”原则，选取“最基本、最重要、最实用”的内容编入教材。每章结构基本按照概述、内容和临床应用等三部分体例，将有关内容分部分归类编写，以利于教师教学和学生学习。在保证教学质量的同时，也突出了临床实用性，强调掌握康复工程学技术临床应用的基本思路和操作技能。

第一章概论由余瑾、刘夕东编写，第二章矫形器由刘春龙、李铁浪、李丽编写，第三章假肢由朱毅、龚建文、刘夕东编写，第四章助行器和轮椅由管叶明、樊旭、李丽编写，第五章自助具由王文丽、冯晓东编写，第六章无障碍设施与环境改造由张健、刘明军、孙武权编写，第七章新技术在康复工程中的应用由王东岩、陈国平编写。

由于康复工程学在医学院校教学中是一门崭新的课程，涉及很多新的知识和领域，因此本书编写过程中还特别邀请康复资深专家中山大学医学院的卓大宏教授和香港岛东医院联网复康医疗委员会主席罗志强先生作为本书的学术顾问，获得了宝贵的建设性意见。

由于我们水平有限，教材中疏漏和不足之处在所难免，敬请使用同道和读者提出宝贵的意见，以便再版时修改提高。

《康复工程学》编委会

2008年10月

目 录

第五章　自　助　具

第六章　无障碍设施与环境改造

第七章　新技术在康复工程中的应用

主要参考文献

第一章
康复工程学概论

导学

通过学习，应掌握康复工程学的定义，康复辅助技术产品和辅助技术服务的内容；熟悉康复工程在康复学中的位置，与康复医学的关系，关于建立中国特色的问题，以及康复工程学的临床应用，包括康复对工程技术的基本要求、康复工程服务的基本对象和康复工程服务中医务人员的工作；了解生物医学工程发展的大背景情况和康复工程所处的位置，康复工程学的发展史，康复工程产品的设计过程。

一、概述

随着社会经济发展、老龄化社会进程加快和疾病谱改变，人们对疾病、功能、残疾和健康等概念有了全新的认识。医学模式发生了两个重大改变，即从生物医学模式向“生物—心理—社会”模式的转变，从疾病治疗医学模式向“预防—保健—治疗—康复”医学模式转变。生物医学工程服务于医学，顺应着医学的发展和模式变化，同时也为这一转变而创造必要的技术条件，促进其转变。随着科技的飞速发展和与医学的结合日益深入，作为生物医学工程分支的康复工程也取得了巨大的进步，吸收并利用各种高新技术，广泛应用于康复医学领域。

(一) 生物医学工程学

生物工程是当代最受重视、最具吸引力的高科技领域之一，生物医学工程学是生物工程的基本组成部分，是运用现代自然科学和工程技术的原理与方法，从工程学的角度出发，在多种层次上研究生物体，特别是人体的结构、功能及其他生命现象，研究和开发用于防病治病、人体功能辅助及卫生保健的人工材料、制品、装置、系统和工程技术的学科。

现代科学发展的重要特征之一是多学科的交叉和渗透，而生物医学工程学正是在多学科相互交叉与渗透中产生的新学科的最突出代表，是多种工程学科与医学和生物学相结合的产物。生物医学工程学的研究包括基础性研究和应用性研究两个方面，其领域十分广泛，并在不断扩展。就现阶段而言，基础性研究包括生物材料学、生物力学、生物系统的建模与仿真、生物效应、生物系统的质量和能量传递等，应用性研究包括康复工程技术、人工器官、生物医学信号检测与传感器、生物医学信息处理技术、医学图像技术、医用制品和仪器等。康复工程是生物医学工程应用性部分的一个重要分支。

(二)康复工程学

1. *定义* 康复工程(rehabilitation engineering,RE)是工程学在康复医学领域中的应用,是康复医学与工程技术相结合的一门学科。它是指在康复医学临床实践中,利用工程学的原理和手段,通过功能代偿和适应的途径来矫治畸形、弥补功能缺陷和预防功能进一步退化,使患者能最大限度地实现生活自理和回归社会。康复工程中的代偿是用完善的工程技术产品去增加或(和)取代残疾者已经衰落或甚而丧失了的组织、器官、肢体及其功能;适应是利用现代工程技术去改造残疾者所在的环境,使之能适应残疾者的需要,从而帮助其克服缺陷和行动上的困难。

随着康复工程的不断发展,工程学在康复医学临床中的应用范畴也越来越大。为了康复目的所需的评估、诊断、代偿、训练、护理等设施的原理研究和设备开发均属于康复工程学的范畴。对由于脑卒中、脊髓损伤和意外损伤造成的肢体伤残者,借助工程手段是主要的,有时甚至是唯一的康复方法。因此,康复工程在康复医学中占有重要地位,起着不可代替的作用。从这个意义上说,一个国家康复医学水平的高低与康复工程技术的发展水平有着密切关系。

康复工程技术人员在全面康复和有关工程学理论指导下,与各个领域的康复工作者、残疾人及其家属密切合作,利用各种工程技术手段,帮助残疾人最大限度地克服功能障碍,恢复其独立生活、学习、工作、回归社会和参与社会活动的能力,已成为康复医学的特色之一。

2. *康复工程的发展史* 旧石器时代的人类虽然已会使用拐杖等简单的辅助技术装置,但对康复的认识尚处于朦胧的状态之中,康复工程的真正起源是在19世纪,美国南北战争促进了假肢尤其是下肢假肢行业的发展。第一次世界大战后,为了服务于战争时期的伤残者,欧洲国家出现了一些小型的、以手工制造为主的假肢制造厂。第二次世界大战后,康复工程有了较快的发展。美国于1945年制订了以伤残退伍军人为服务对象的假肢研究计划,研究领域涉及:假肢、矫形器、感觉辅助器等,1979年成立北美洲康复工程与辅助技术学会。而世界其他国家,尤其是经济比较发达的国家,康复工程的发展也非常迅速,欧洲不少国家的国家保险均为康复医疗支付必需的辅助技术费用。日本从20世纪60年代后期开始现代康复工程的研究与开发阶段,70年代开始相继成立了与康复工程有关的中心和研究所,并将研究开发内容开展到视觉、听觉康复和重残人的护理等方面,80年代时为了对付社会人口的老龄化,日本政府制订了长寿社会对策大纲,提出了153项课题作为后十年研究与开发重点。

中国的康复工程事业是在假肢、矫形器的基础上发展起来的,中华人民共和国成立初期已有一批假肢厂。20世纪80年代初开始引进美国、德国、日本的先进技术,1979年我国民政部成立了假肢研究所。1988年3月在北京成立中国残疾人联合会,同年10月建立了中国康复研究中心,下设康复工程研究所。1992年中国残疾人辅助器具中心成立,这是中国残疾人联合会的直属机构,是全国残疾人用品用具供应服务的资源中心和服务中心,其主要职能是协调和指导全国残联系统开展残疾人辅助器具供应服务并组建服务体系;协助制订残疾人辅助器具的相关政策、规划;指导残疾人辅助器具的产品研制、开发、生产、供应和推广;开展残疾人辅助器具知识宣传、收集、整理、编辑和发布残疾人用品用具信息;制订残疾人辅助器具产品标准,通过国家康复器械质量监督检验中心,对残疾人辅助器具产品质量进行监控;供应和销售各类残疾人辅助器具。这些机构的成立直接推动了康复工程的整体发展,但就总体水平而言,我国康复工程技术的发展水平与发达国家相比，还存在很大差距。除了经济上的原因，观念是一个重要原因，尤其对辅助技术和辅助产品的认识存在明显差距，这是制约我国辅助器具发展和应用的原因之一。

总的来说，康复工程科技水平从 20 世纪 60 年代以后日趋科学化、现代化，80 年代后更以智能化为特征体现。科学技术和全面康复事业的发展是推动康复工程发展的主要动力，而社会文化和观念对康复工程的发展也产生一定的影响作用。

3. *在康复学中的地位和与康复医学的关系*　康复医学已经成为医学的第四个方面，与保健、预防和临床共同组成全面医学，而康复的领域包括医疗、教育、社会和职业康复四大方面，称之为全面康复。康复工程是技术、工程方法，或科学原理的系统应用，以满足功能障碍者在全面康复中的需要，消除障碍，因此康复工程是实现全面康复的重要手段和桥梁。

康复工程与康复医学有着密切的联系，两者的共同目标都是帮助功能障碍者消除功能障碍，回归社会和生活。康复医学为康复工程提供了目标和方向指导，并能直接应用于观察康复工程产品的效果。康复工程为康复医学提供了技术和工程方法，解决了一些原来康复医学范围内无法解决的问题。在实际临床过程中，落实医工合作的理念是康复工程技术取得康复疗效的关键之一。

（三）关于中国特色的康复工程学

1. *产品研发，提高普及率*　由于生物医学科技的进步，高技术的医疗仪器装备层出不穷，使得所需要的医疗费用急剧上升，成为整个社会或家庭的沉重负担，即使在经济发达国家一般普通民众也难以承受。因此不能片面地追求康复工程科技的先进性，或一味地追求康复医学工程产业的经济效益，应当改变观念，重视康复工程的社会性，针对不同层次、不同方面的需要，以社会的经济承受能力为前提来发展康复医学工程。从目前我国的国情和对康复工程的需求来看，一部分富裕的患者对康复工程产品的要求较高，而技术含量高的高档产品与技术，尤其是自动化程度高的康复训练设备，如多维步态分析系统、智能型假肢等，城市各大医院使用的绝大多数是进口产品，企业的经营方式也主要是代理外商产品，其价格相当昂贵。而针对这部分康复设备来开发技术含量高、功能完善、性能可靠，能跟踪国际水平的国产中高档产品的需求，也十分强烈，以适应中等收入的患者需要，但在我国的各类残疾者人群中，低收入的贫困群体占大多数，主要分布在农村，相当多人还得不到必要的康复服务，如安装假肢和功能障碍者得不到必要的康复训练，故应针对这部分人群开发低成本、实用可靠的普及型康复工程产品。这类产品的个体适配性强，发展的关键在于建立配套的制作和训练人员一体化的培训体系，这非常适合当前国情。

2. *要适应新时代社会特点*　20 世纪中，康复工程是随着医治战争创伤的任务发展起来的，而在 21 世纪它的发展将适应新的社会发展特点，要为提高人类生活质量作出贡献。康复工程的范畴一般有三种类型：一是指在疾病的恢复期，以工程手段促进病程的痊愈。二是指在疾病和外伤的进程已结束，而留下了不可逆转的人体器官和功能的缺失、损伤、失效、退化或先天性的残缺时，采用工程手段以替代、辅助或改善这些器官和功能。三是指对在老年期出现的人体器官的老化和功能的衰退，用工程手段来恢复、替代这些功能，以提高生活的质量。

社会人口的老龄化和人们对生活质量要求的提高是康复工程发展的又一个机遇。从需求方面来说，满足老龄人口需求的设施将成为社会关注的新热点。老年病患者病后的康复、老龄人口生活的自立、老年人精神生活的满足等，向康复工程提出了一系列新的要求。由于医学的进步，老年病如脑卒中等患者病死率大大降低，但病后的康复却成为越来越突出的问题。老年人活动能力的降低，也会增加护理的负担。在我国独生子女家庭成为主体后，这种负担将不堪承受。因此，方便老年人行走、入厕、洗浴等家庭设施和家具环境改造将成为居室"装修"的重要内容。此外，老年人的孤寂也会对满足老年人娱乐、交流等需求提出新的设施要求。社会的老龄化是个世界性问题，我国的老龄人口即将达到1亿，残疾人口根据民政部统计已在5 000万以上，花费资金和应用最先进的技术手段来发展康复工程服务技术，帮助重建其劳动能力和改善生活质量，体现着社会的文明和发达程度。

康复工程的第三产业——辅助技术服务业已经在全世界范围内兴起，由于市场的潜在巨大需求，加上康复辅助技术产品的个体性和有效性，必然成为一个独具特色的市场。

3. 体现中国特色　在医学未来的变革中，应为康复工程学的发展另辟路径，发展真正具有中国特色的康复医学工程技术。对于我国来说，如何充分发挥中医药学方面的巨大优势，应用现代科学技术整理中医药学宝贵遗产并推动其发扬光大，是康复医学界的光荣使命，也是中国康复工程学研究的重要任务之一。

工程科学和中医药学的结合是近10多年来的事，由于注意了中医学和现代科学的方法论的差别，强调了多学科综合研究，近年来在中医专家系统、四诊客观化、中医药临床血流流变学和气功效应的客观研究等方面取得了可喜的进展，为中医临床提供了新的手段，也为未来康复医学工程的发展提供了新的思路和途径。同时，针灸方法的有效性和经络现象的客观存在，吸引了有关专家进行研究，一些以中医外治疗法特色和以针灸相关的疗法仪器设备已经在不少康复科室出现，引起关注，这是一个有待应用先进的工程技术继续进行深入开发和研究的领域。

中国特色已经在促进综合医学模式的转变、控制医疗保健费用、提高整体健康水平等方面，发挥着重要作用，中国特色的康复医学也已经引起世界康复医学界的关注，如何将中医传统特色内涵和现代科学工程技术的有机结合，建立有中国传统医学特色的康复医学工程体系，是我们未来发展的重要努力方向。

二、内容

(一) 康复辅助技术产品

凡是能帮助患者、残疾人恢复独立生活、学习、工作、回归社会和参与社会活动的能力而开发、设计、制作或改制的特殊产品都是康复工程产品。康复工程产品按其使用可分为两大类：一类是康复评定、训练、治疗设备及用具，另一类是各种辅助技术装置，本节所研讨的主要是指后者。辅助技术装置是指可用于增加或改善功能障碍者功能的任何技术项目、设备或产品，而康复工程学从个体和无障碍环境两个方面出发来研制和开发辅助技术产品。

根据国际标准化组织(ISO)1992年发布的国际标准ISO—9999号文件《残疾人辅助器具分类》，所研制的辅助技术产品被分为个人医疗的辅助用具、技能训练辅助器具、假肢与矫形器、生活自理和防护辅助设备、个人移动辅助器、家务管理辅助器具、家庭及其他场所使用的家具及适配件、通信、信息及信号类辅助器具、产品及物品管理辅助器具、用于环境改善的辅助器具和设备、工具及机器、休闲娱乐辅助器具11大类。作为康复辅助器具的这11大类产品的各种品种规格均已被研究开发，形成品种丰富齐全的康复工程设备体系，随着科技的进一步发展，将来还会出现大量的高新技术产品来满足广大康复患者的需要。

(二) 辅助技术的服务

辅助技术的服务内容包括：设计、制造和维护辅助技术系统；直接帮助功能障碍者在选择、获得或应用辅助技术装置方面需要提供评价服务，包括评定功能障碍水平、需求和技师的技能等；培训功能障碍者和陪伴功能障碍者使用辅助技术装置的人员；与其他康复项目开展合作。

(三) 关于康复工程产品的设计

康复工程产品的设计，首先需要评定功能障碍者的功能障碍状况，分析比较，然后通过专门的工程技术设备，帮助功能障碍者由不能变为能(转换作用)或由弱变强(放大作用)，以达到克服其功能缺陷的目的。在设计产品时，需首先测量功能障碍者在行为方面可利用的手段，测定残疾者在完成某一任务时在行为方面所需的手段，分析差距的大小和性质；初步选定适合的方法解决差距；确定行为康复工程产品的一般结构，包括选择适当的人-机接口；详细分析行为转换器和(或)放大器系统的操作要求，以保证在输入侧、在操作上所需的手段少于残疾者目前可利用的手段；保证输出的大小与完成日常生活活动任务所需的相符性，甚至比后者更大，最后做出设计。

康复工程产品的设计与人体运动的分析和控制模型、人体运动功能的质量评定、机械生理学等基础技术密切相关。

三、临床应用

(一) 康复对工程技术的基本要求

(1) 提供针对功能障碍者功能、能力的测量、分析、评定的工程技术方法和仪器设备。

(2) 提供功能障碍者躯体功能恢复、重建的工程技术措施，如假肢和矫形器等。

(3) 提供功能障碍者躯体功能恢复、重建的医疗训练工程技术方法和设施。

(4) 提供功能障碍者护理及生活自理的工程技术方法和辅助技术设施。

(5) 提供功能障碍者社会交往和信息沟通的工程技术方法和辅助技术设施。

(6) 建立适合功能障碍者生存和发展的无障碍环境的方法和工程技术。

(二) 康复工程服务的基本对象

(1) 肢体运动功能障碍，包括截肢、脑瘫、偏瘫、截瘫、脑外伤、多发性硬化、肌肉萎缩等引起的肢体运动功能障碍。

(2) 脑功能障碍，包括先天性脑病、脑损伤和老年性脑病。

(3) 感官功能障碍，包括先天、后天疾病引起的视觉、听觉障碍。

(4) 言语交流功能障碍，包括先天、后天疾病引起的言语功能障碍。

(三) 康复工程服务中医务人员的工作

康复工程服务的主要手段是提供能帮助功能障碍患者独立生活、学习、工作、回归社会和参与社会活动的产品，即康复工程产品或称残疾人用具。康复产品的研发和运用包括从功能障碍者的实际康复中提出问题、界定问题、提出设计、进行试制、临床试用、使用效果信息反馈、产品鉴定到批量投产、产品咨询、产品使用指导等，是个系统性工作。例如，截肢者需要通过安装假肢重新获得肢体的功能，因此假肢是截肢者康复必不可少的代偿物。为了制造出性能良好的假肢，需要研究人体肢体功能原理、假肢的仿生原理和控制方法，需要设计出假肢机构及控制系统。除此之外，为了合理地安装到患者的肢体残端上，还要有正确合理的连接方法和装配方法及与之相配合的设施。同时，对假肢的性能和装配质量也要有相应的检测方法和设备。由此可见，从假肢的原理、设计、装配、检测和质量评估都与康复工程密切相关。

为做好康复工程产品的服务工作需要康复工作者，特别是医生与康复工程技术人员的分工合作。在具体的临床服务工作中，医务人员的主要工作有以下几条。

(1) 在熟悉功能障碍者情况的基础上，根据总体治疗或康复治疗计划开出假肢、矫形器及轮椅等康复产品用具的处方。要求处方中写明诊断、康复用具品种和规格要求，如果是订制产品则应写明关键部件选择和装配中的具体要求。

(2) 让患者了解被选用具的使用目的、使用必要性、使用方法和使用中可能出现的问题，以提高患者使用的积极性，保证使用的效果。

(3) 负责所有用具的临床使用检查工作，以确保临床使用效果。其中，假肢和矫形器等订制产品的检查应分临床初检和终检两步。初检时产品修改容易，经济损失小。

(4) 对康复工程产品用具使用效果的随访和提出修改意见。任何实用的、有良好疗效的康复工程产品都一定是医工良好结合的成果，实现医工结合，要求康复工程人员深入康复临床第一线，从选题立项、方案制订、功能和性能的确定，直到对所开发产品的验收，都需要与第一线康复医生共同进行。康复工程人员还应经常参加康复门诊，跟随医生一起查房，共同分析病例和疗效，了解患者和医生对设备的意见，以便对设备做进一步改进。

第二章 矫形器

导学

通过学习，应掌握矫形器的功能、命名及临床应用，上肢、下肢、脊柱矫形器和常用矫形鞋的适应证和康复治疗训练，以及低温热塑板材在矫形器的应用；熟悉有关矫形术语、矫形器临床效果评估；了解矫形器的安装、制作步骤。

第一节 概 论

一、概述

随着各项康复医学技术和现代材料学、生物力学的发展，使现代矫形器开发、制造、装配都有了很大进步，而矫形器技术和服务工作的发展又促进了康复医学的发展。因此，随着康复医学发展，人们已经将矫形器技术与物理治疗、作业治疗、言语治疗作为同等重要的康复治疗技术。

近年来，随着全国康复医学和全国残疾人事业的迅速发展，我国政府有关部门和康复医学界对矫形器的装配工作都给予了很大的关注。我国卫生部要求全国三级甲等医院康复科必须建立矫形器制造室。为此，在1996年国务院转批的《中国残疾人事业“九五”计划纲要》和《中国残疾人事业“十五”计划纲要》中，都在实施方案中明确指出：“肢体残疾康复工作应注意矫形手术、假肢矫形器装配、功能训练三者之间的有机结合和系统服务。”这些为我国矫形器工作指明了发展方向，确定了具体任务，制订了重要措施。

二、内容

(一) 定义

矫形器(orthosis)又称支具，是用于人体四肢、躯干等部位，通过力的作用以预防、矫正畸形，治疗骨骼、关节、肌肉和神经疾患并补偿其功能的器械。

矫形器应用于人体脊柱、四肢和其他部位，其目的是预防、矫正畸形，治疗骨折和关节、肌肉、神经、血管等组织由于各种原因所造成的疾患，并能起到直接代偿它们功能的作用。

矫形器的应用对象很广泛，有对关节起固定作用的，如脊髓灰质炎（小儿麻痹症）后遗症所致的关节无力或畸形；有对某种畸形进行矫正或预防畸形进一步加重的，如先天性马蹄内翻足、青少年特发性脊柱侧凸症；有以代偿丧失的功能为目的，如上肢肌肉麻痹的患者使用平衡式前臂矫形器以便于进食和完成某些日常生活活动；有改善步行功能作用的，如足下垂患者使用塑料踝足矫形器；有以减轻或免除肢体承重为目的的，如股骨头骨坏死坐骨承重髋外展、内旋矫形器；有用于促使骨折愈合的，如各种骨折矫形器；有在等待手术期间暂时使用的矫形器；有用于改善肢体的外观，用于美容的装饰用矫形器等。

各种矫形器必须具备的特点是：治疗效果良好，结构简单，轻便耐用，安全可靠，穿戴方便，无副作用，不影响固定部位以外的关节功能，透气性良好易于保持清洁卫生，穿戴时不引人注目，其中治疗效果最为重要。

（二）功能

矫形器的基本功能可分为：

1. 固定性功能　也称静态功能，即患者失去肌肉控制的肢体通过使用矫形器而得到控制，使关节保持稳定，防止异常运动的出现，并有利于承受体重。适用于神经损伤等引起的肌无力、外伤性损伤等。

2. 补偿性功能　即增强性功能，通过一定的装置来代偿失去的肌肉功能，使麻痹的肌肉产生运动。其中，最常用的是弹簧弹片，可通过肢体承重或肌肉运动使力得以储存；当肢体不承重时，弹簧将力释放使矫形器产生了动力。近年来已出现了利用气压或液压装置的动力矫形器。不过，最简单而且有效的动力装置是橡皮筋或弹力带，如常用于足下垂患者使用弹性拉力带能改善行走时步态。

3. 矫正功能　即通过力的作用矫正肢体畸形或防止畸形的加重，而“三点压力系统”是所有具备矫正或保持作用的矫形器应用的基本原理。不过，矫形器的矫形功能只适合于那些对外来的力能产生反应的畸形，对诸如成年人的骨性强直畸形等则是无效的。因此，矫正性矫形器特别适用于儿童，如先天性髋关节脱位、胫骨扭转、特发性脊柱侧凸患者。

4. 保护功能　即通过对易伤或病变肢体的保护来防止损伤，促使病变愈合，从最简单的木夹板到复杂的牵引器械和承重矫形器等均属此本范畴。保护性矫形器多用于治疗骨折或髋关节疾患和股骨头、软骨类等。

（三）矫形器的分类与命名

1. 分类　矫形器的品种繁多，分类方法很多，比较常用的有：

（1）按矫形器的装配部位分类：上肢矫形器、下肢矫形器、脊柱矫形器。

（2）按矫形器的作用、目的分类：固定性矫形器、矫正性矫形器、免荷性矫形器、功能性矫形器、站立用矫形器、牵引用矫形器、夜间用矫形器。

（3）按矫形器的主要制作材料分类：塑料矫形器、金属矫形器、皮制矫形器、碳纤矫形器、树脂矫形器、布制矫形器。

（4）按其他原则分类：外动力矫形器、标准化矫形器、模塑矫形器、组件式矫形器、成品矫形器等。

（5）按产品状态分类：成品矫形器、定制成品矫形器、定制矫形器。

(6) 按所治疗的疾病分类:脑瘫矫形器、马蹄内翻足矫形器、脊柱侧凸矫形器、截瘫矫形器、骨折治疗矫形器、偏瘫矫形器等。

2. 命名　历史上有关矫形器术语的应用一直比较混乱,如支具、支架、夹板、支持物、辅助器等。在具体品种方面亦有多种称法,如大腿支架、长腿支架、膝上支架实际上都是指的同一个品种。且过去的支具、夹板等多用首创者的人名、医院名、地名等命名,名称十分杂乱,严重的妨碍临床应用。

为了解决这个问题,1960 年由美国矫形外科医师学会、美国假肢矫形器教育委员会和美国假肢矫形器学会共同制订了系统的假肢矫形器术语,经过试用、修改后成为国际假肢矫形器技术的统一术语。我国国家质监局 1996 年公布的国家标准 GB/T16432—1996 中也采用了这些术语包括:所有支架在外的或称为外骨骼式的装置均统一称为矫形器(orthosis);根据矫形器所包含的关节名称的第一个英文字母组成不同矫形器的名称,见表 2-1。

表 2-1　矫形器按其装配部位统一命名及缩写

中文名称	英文名称	缩写
手矫形器	Hand orthosis	HO
腕矫形器	wrist orthosis	WO
肘矫形器	elbow orthosis	EO
肘腕矫形器	elbow-wrist-orthosis	EWO
肩矫形器	shoulder orthosis	SO
肩肘矫形器	Shoulder-elbow orthosis	SEO
肩肘腕矫形器	Shoulder-elbow-wrist orthosis	SEWO
肩肘腕手矫形器	Shoulder-elbow-wrist-hand orthosis	SEWHO
足矫形器	foot orthosis	FO
踝足矫形器	Ankle-foot orthosis	AFO
膝部矫形器	knee orthosis	KO
膝踝足矫形器	Knee-ankle-foot orthosis	KAFO
髋部矫形器	hip orthosis	HO
髋膝踝足矫形器	hip-knee-ankle-foot orthosis	HKAFO
颈椎矫形器	cervical orthosis	CO
颈胸矫形器	Cervical-thoraco orthosis	CTO
颈胸腰骶矫形器	Cervical-thoraco-lumbus sacral orthosis	CTLSO
胸腰骶矫形器	Thoraco-lumbo-sacral orthosis	TLSO
腰骶矫形器	Lumbus-sacrum orthosis	LSO
骶髂矫形器	Sacro-iliac orthosis	SIO

三、临床应用

临床上,矫形器的应用非常广泛。近 20 年来,随着现代工程技术应用于矫形器设计和适用于制作矫形器的新型材料问世,出现了许多新型矫形器。目前可供临床医师选择的矫形器品种很多,因而综合评价患者的功能情况,为患者选择适当的矫形器,显得更加重要。这就要求康复医师能更好地掌握矫形器的处方制订与设计，以便更好地应用矫形器。

(一) 矫形器的设计

适合患者的矫形器的设计原理有四个必要条件：

(1) 确定所设计的矫形器的基本目的。

(2) 确定患者存在的生物力学方面的缺陷。

(3) 正确评价现有矫形器系统。

(4) 患者使用矫形器以后，进行再次评价，以保证矫形器的有效性和正确使用。

(二) 矫形器的处方

康复医师和其他有关临床科的医师都应接受有关矫形器知识的培训，除应掌握矫形器的基本内容外，还应了解各种矫形器的结构原理和适应证。在开具矫形器处方时应深入了解病情，并从生物力学角度考虑肢体存在的缺陷和解决办法。同时也要注意患者的一般身体情况、目前的心理状态，然后根据所掌握的各种情况，在许多可用的矫形器中选择最适合患者的品种。矫形器处方要求明确并切实可行，要将目的、要求、固定范围、体位及作用力的分布等一一写明。对复杂病例或有特殊要求者应与矫形器技师共同商定处方细节。矫形器处方的制订与设计包括以下几个方面。

(1) 进行康复评定，如关节主动、被动活动度，韧带稳定性，肌力等级，关节或骨的畸形程度，腿长的差异，皮肤感觉情况及温度差异等。

(2) 确定矫形器的生物力学功能。

(3) 确定矫形器的装配部位。

(4) 选择矫形器的功能部件。

(5) 确定施力的位置和方式。

(6) 选择矫形器的材料。

肢体残疾者的康复工作形式是“康复工作组”，工作组的主要成员有康复医师、矫形技师、物理治疗师。康复医师是在矫形器方面进行过培训的医师，应具备在矫形外科手术上能有效处理生物力学缺陷的知识，能单独使用矫形器，评定患者使用矫形器的效果。矫形技师具有与小组其他成员一样的临床知识和经验，能够解决临床难题，制作合适的矫形器。物理治疗师能在鉴定功能性问题和矫形器需要等方面提供帮助，负责教会患者适当地使用矫形器，进行功能训练，并且评价矫形器的适合性。小组的工作流程是：首先由康复医师或物理治疗师进行检查评定，开出矫形器处方。然后由矫形技师制作并由物理治疗师进行功能锻炼。对于复杂的生物力学问题要求几个学科合作，可在康复评价会上讨论，使处方能够真正代表集体的一致意见。此外，选用矫形器应属整个康复治疗计划的一个必要部分，决不能与其他治疗方案分割。

(三) 矫形器的应用程序

根据已经形成的模式，矫形器的应用需经过以下八个步骤。

1. *处方制订前评估*　安装矫形器之前均需经过详细的功能评估。检查工作以康复治疗组的形式进行，包括体检和心理检查。

2. *矫形器处方*　参见“矫形器的处方”。

3. *矫形器装配前的治疗*　主要对患者进行增加肌力、关节活动度和协调功能的锻炼，并使患者的一般身体状况得到改善。这样，就能为日后更有效地使用矫形器创造条件。

4. 矫形器制作　由矫形师按照处方进行矫形器的设计，包括确定矫形器结构形式、具体材料、关节与关节锁的种类，以及各种附加部件的使用，制成半成品后试样装配，交付初检。

5. 初检　初检是指矫形器装配就绪，但尚未最后完工时通过患者的试穿对矫形器进行的检查。初检工作为处方医师担任，其目的为：

(1) 了解矫形器是否达到了处方中的各项要求。

(2) 对矫形器的设计、结构、装配质量、适合情况、能否起到治疗作用等作出评价。

(3) 便于在矫形器最后完工之前及时进行修改。

6. 矫形器使用训练　矫形器经过初期适合检查，加工为成品后，即可开始功能训练。矫形器的训练包括教会患者穿脱矫形器和根据不同残疾程度、不同矫形器品种进行必要的功能训练。如上肢矫形器需教会患者正确的使用方法，并进行日常生活的训练；下肢矫形器则需要进行保持身体平衡、迈步、行走、坐下起立、上下楼梯和正确使用拐杖或其他行走辅助器的练习。

7. 终检　这是指矫形器制作完成，并经过使用训练，在正式交付患者使用之前对矫形器的质量及功能、代偿情况，包括矫形器功能训练所能达到的熟练程度，以及患者的身体和心理状况进行一次综合性的检查和评价。由处方医师、矫形器技师和物理治疗师参加。经过检查，认为各项指标均已达到要求后，才可将矫形器正式交付患者使用。

8. 随访　矫形器交付患者使用后矫形器技师将定期随访，一般三个月或半年随访一次，主要了解矫形器的使用情况、疗效、有无副作用和病情的变化等。如果需要，还应对矫形器进行必要的调整，及时纠正。

(四) 康复治疗师在矫形器装配使用中的职责

要想让矫形器发挥最大的功能，康复治疗师的工作也是必不可少的。在矫形器的临床应用中，康复治疗师需要做好以下工作：

(1) 积极参与康复工作组的矫形器处方工作，根据患者的功能评估，向康复医师提出适当的矫形器处方建议。

(2) 帮助患者了解使用矫形器的目的、必要性、使用方法、可能出现的问题，以提高使用矫形器的积极性，保证其使用效果。

(3) 做好矫形器装配前后的训练工作，如发现矫形器的装配问题应及时与矫形器技师联系，以确保矫形器的制造和装配质量。

(4) 积极参与矫形器的初检和终检工作，结合矫形器的使用训练工作提出改进意见。

(5) 参与患者使用矫形器的随访工作，并提出修改意见。

第二节　上肢矫形器

一、概述

随着矫形外科的发展，特别是手外科的专门化，上肢矫形器的应用得到了较快的发展，并成为上肢功能恢复工作中的重要手段。由于手臂的运动机构比较复杂且功能多，故应针对不同病症正确选用不同种类的矫形器具来辅助治疗，并需要针对特殊的病例设计不同的上肢矫形器。

二、内容

(一) 定义

上肢矫形器(upper limb orthosis)是用于整体或部分上肢的矫形器,品种和形式多样。

(二) 上肢矫形器的功能

上肢矫形器的基本功能是通过外力以控制或矫正畸形,防止肌肉和关节挛缩,持续牵拉以控制肌张力,补偿降低或丧失的肌力,保持与固定肢体在功能位置上,帮助无力的肢体运动等。

1. 固定性功能　固定上肢,限制其异常活动。

2. 助动性功能　改善运动范围,增强肌力。

3. 矫正性功能　控制上肢畸形的发展,纠正畸形。

4. 降低肌张力　通过矫形器对关节某一方向运动限制,减少因此方向运动对肌肉的牵拉,降低肌张力。

5. 补偿性功能　即增强性功能,代偿患者功能,包括一些辅助工具、自助具的使用。

6. 保护性功能　对易受伤或病变部位给予保护,防止损伤发生或促进伤病恢复,预防其他并发症的发生。

(三) 上肢矫形器的结构与分类

1. 上肢矫形器的结构　上肢矫形器主要由关节、支条、半月箍组成。上肢矫形器的关节相对下肢关节种类较少,常用的自由活动式和角度可调式;支条和半月箍分别起侧方和前后方固定的作用(图 2-1)。

2. 上肢矫形器的分类　根据其作用力的情况分为静态矫形器(static splint)和动态矫形器(dynamic splint)两类。其中,静态矫形器是没有运动装置的,其功能主要有固定和静止、再矫正、防止因长期静止产生的病变、维持已有的矫正效果。动态矫形器可用于变形的预防、变形的矫正、不随意运动的控制和功能的补偿。

在设计、制作上肢矫形器时,要按照矫形外科医师的要求和患者发病部位的病理状况来确定矫形器的基本形式,即是选择动态型还是静态型。手术后使用的上肢矫形器大部分情况是先静态后动态。

(四) 上肢矫形器的适应证

1. 运动神经元病变　如臂丛神经完全中断,或由外伤引起的肩腕关节失去运动功能,可安装复杂的电动矫形器,也可用维持手臂外展、外旋的机械矫形器;尺神经、正中神经病变可用掌指关节屈曲位矫形器,用以预防掌指关节过伸;桡神经损伤需用腕下垂矫形器;小儿麻痹症后遗症,若畸形严重,应先行手术矫正,然后再配合矫形器治疗;肩部肌肉瘫痪,可在矫形器保护下积极锻炼,以促进肌力的恢复;肘关节周围肌肉瘫痪,可装佩戴铰链的上臂矫形器。

2. 上运动神经元病变　如 C_5 平面损伤患者可使用带弹簧的手掌套,代偿失去的功能;C_4 平面损伤患者可使用均衡式前臂矫形器;C_4 平面以上脊髓损伤患者可使用环境控制装置或口控操作式轮椅。

3. 上肢关节炎　如类风湿关节炎腕部可采用矫形器进行牵拉、固定和保护,上肢急性关节炎可做相应部位制动的矫形器。

4. 上肢骨折　可用低温热塑板材制成相应部位的固定矫形器。

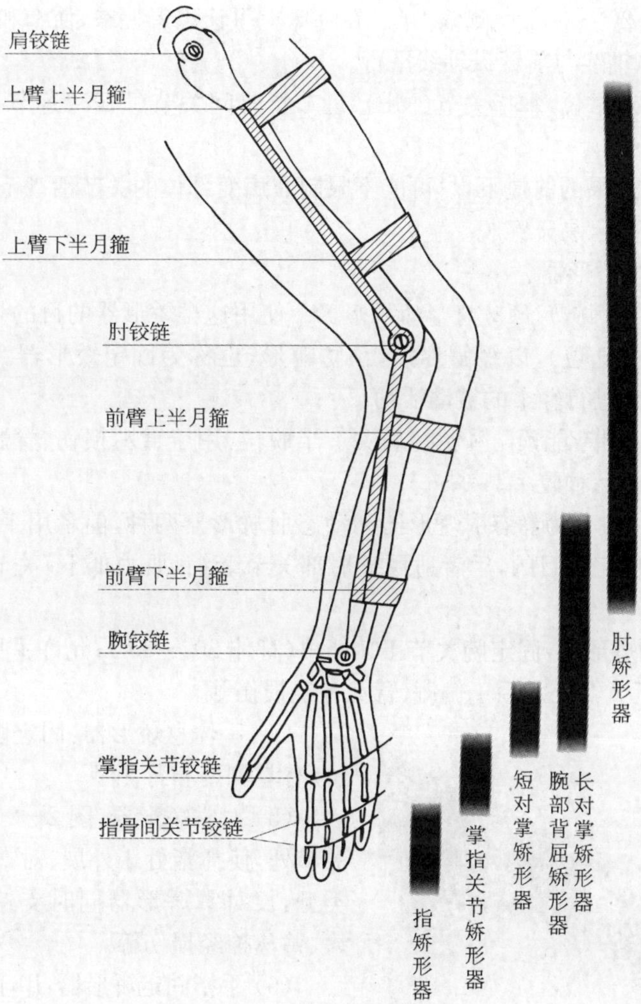

图 2-1 上肢矫形器的结构

5. 烧伤 深度烧伤发生会造成瘢痕挛缩。治疗早期就应使用矫形器将受累的关节固定在功能位,待创面愈合可改用动态矫形器,以辅助康复训练。腋窝烧伤时,使用肩外展矫形器将便于治疗;烧伤在肘前窝,用肘伸展矫形器可减少挛缩;手背烧伤,则需将腕关节固定在屈曲位。

三、临床应用

(一) 上肢矫形器的基本要求

(1) 由于上肢,特别是手部功能和疾病复杂,致使上肢矫形器品种规格很多,故要求上肢矫形器的设计、制作要快,治疗作用要可靠。

(2) 多数上肢矫形器应该保持肩、肘、腕、手指关节处于功能位。所谓的功能位是指各关节正常的可动范围受制约时,最容易发挥肢体功能的肢位,一般常用的功能位如下。

1) 肩关节:外展 45°(儿童可增加到 60°~80°),前屈 15°~30°,内旋 15°位。

2) 肘关节:以固定到 90°为原则。

3) 前臂桡尺关节:以既不旋前又不旋后的中立位。

4) 腕关节：背伸 20°～30°，尺侧偏 10°。在临床上可让患者握拳，使拳和前臂在同一平面上，同时要注意使示指纵轴线与前臂纵轴线平行。

5) 手：拇指处于对掌位，掌指关节（MP）、近节指骨间关节（PIP）、远节指骨间关节（DIP）各屈曲 20°。

(3) 在保证固定效果的前提下，尽可能不限制非病变部位的关节活动范围。

(4) 结构简单，轻便、易于穿脱。

(二) 常用的上肢矫形器

1. 主要用于支持和制动、预防畸形的矫形器　使用这类矫形器的目的是保持肢体和关节的良好位置（功能位或中立位），以缓解疼痛，预防畸形，也称为固定矫形器。常需整日或整夜佩戴，但应每日脱下数次进行轻柔的被动活动。

(1) 臂吊带和肩吊带：能预防和治疗肩关节半脱位，用于臂丛损伤、脊髓损伤、脊髓炎、偏瘫等，目前临床上应用的品种较多。

(2) 肘矫形器：一般分为静态肘矫形器和动态肘矫形器两种，前者用于肘部变形的预防、矫正和功能位的保持、固定等目的，后者适用于肘部关节挛缩、肌力低下、关节不稳定和功能位的保持等。

(3) 掌侧腕上翘矫形器：固定腕关节于功能位（背伸 20°～30°），允许手指活动。其长度为从远端掌横纹到前臂近 2/3 处。用于偏瘫、臂丛神经损伤等。

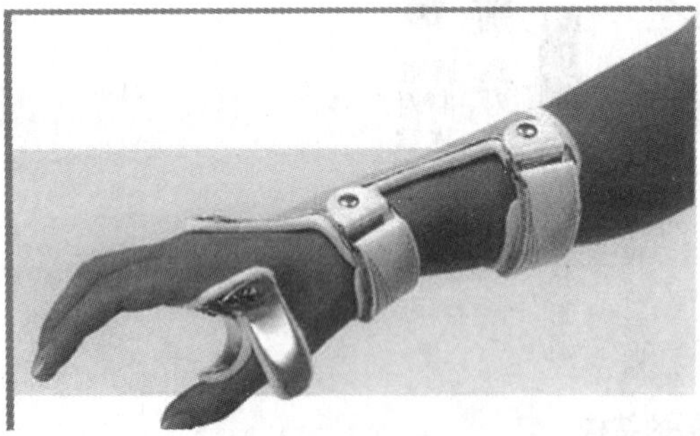

图 2-2　对掌矫形器

(4) 手休息矫形器：固定腕、手指、拇指于功能位，有掌侧型和背侧型。

(5) 对掌矫形器（图 2-2）：支持拇指到指骨间关节处，使拇指处于外展、对掌位。分为长、短两种类型，长对掌矫形器同时支持腕关节。用于四肢瘫、臂丛神经损伤等。

(6) 手指固定矫形器：用于固定指骨间关节，使其保持屈曲或伸直，用于偏瘫痉挛、上肢神经损伤。

2. 矫正畸形矫形器　矫正式矫形器在矫形外科中很常用，当瘫痪的肢体并发软组织和关节挛缩时也可使用。不管是静态或动态矫形器，只要能产生柔和的、持续的牵拉力就可应用。初次戴矫形器时可能不适，随着忍耐力增加，穿戴时间可逐渐延长。最好在晚上戴着睡觉，白天取下。

(1) 肩外展矫形器：用于臂丛损伤、烧伤等，有固定式和可动式，多为成品。一般固定肩关节于外展 45°～80°，前屈 15°～30°，内旋约 15°，肘关节保持在 90°屈曲位，为了支撑上肢与矫形器的重量，需要以患侧的髂嵴和对侧肩部、胸廓作为支撑点。

(2) 伸展矫形器：其带有可调式铰链，用于矫正肘关节屈曲挛缩，固定上肢于伸直位或伸直的某一角度。

(3) 松紧螺旋扣矫形器：如图 2-3 所示，在铰链侧方安装了一个松弹簧，产生向心性拉力或离心性推

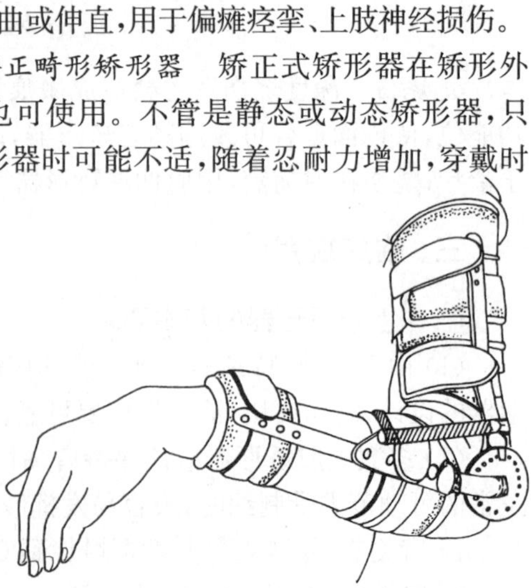

图 2-3　松紧螺旋扣矫形器

力。因此既可以矫正肘关节屈曲挛缩，也可以矫正伸展挛缩。

(4) 上翘矫形器(图 2-4)：其可以牵拉腕屈肌，矫正腕屈曲挛缩，用于偏瘫、脑外伤、桡神经损伤。

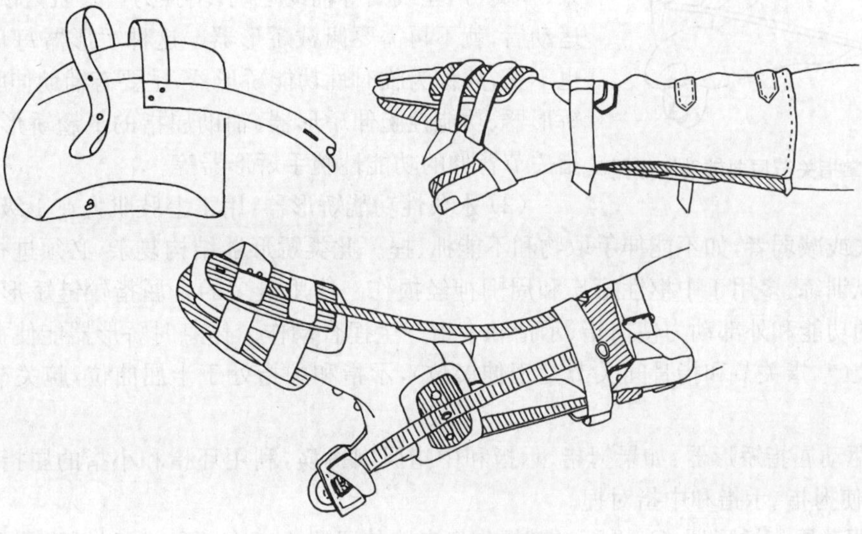

图 2-4 上翘矫形器

(5) 尺神经麻痹用矫形器：图 2-5a 是卡佩纳型，利用圈簧的弹性，由手背固定板、加在第 4、第 5 指上的拉带和手掌侧的钢丝形成三点固定，以防止第 4、第 5 掌指关节过伸展。图 2-5b 是莫伯格型，第 4、第 5 指上套有拉带，用橡皮筋将第 4、第 5 掌指关节向腕掌的三角骨方向牵引。

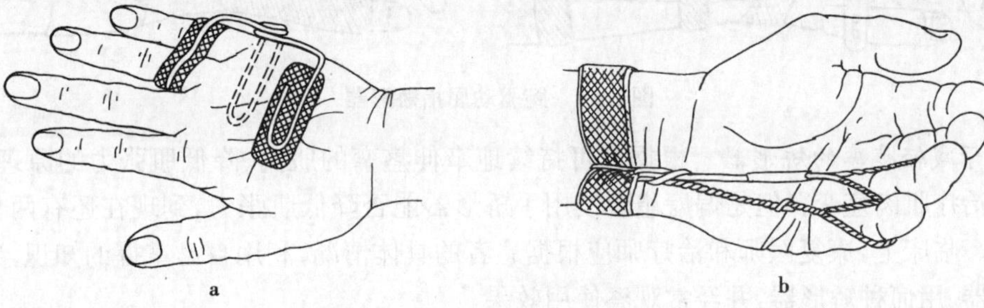

图 2-5 尺神经麻痹用矫形器

(6) 指关节屈曲辅助矫形器和伸展辅助器：利用弹簧或橡皮筋向掌侧或背侧牵拉掌指关节，适用于鹅颈变形、脊髓损伤等引起的指骨间关节畸形。

(7) 手指指骨间关节矫正矫形器：可以矫正指骨间关节的屈曲或伸展挛缩，利用三点力矫正原理牵拉屈曲或伸展挛缩的指骨间关节。适用于偏瘫、臂丛神经损伤、正中神经损伤、尺神经损伤等。

(8) MP 屈曲辅助矫形器(图 2-6)：利用橡皮筋的弹性，矫正掌指关节的伸展挛缩。适用于因尺神经、正中神经麻痹引起的伸展挛缩，还可用于手指骨折、术后苏蒂克萎缩症等。

3. 用于恢复运动功能的动力性矫形器 此类矫形器能辅助无力的肌肉运动或替代已经丧

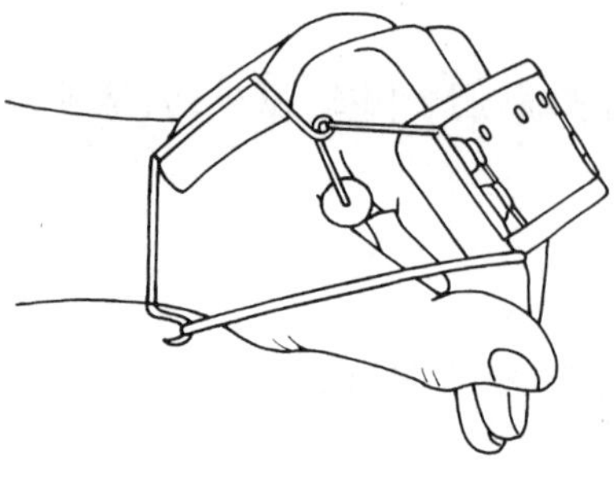

图 2-6　掌指关节屈曲辅助矫形器

失的运动，也称为功能性矫形器。根据残余肌力的大小、使用时间的长短，又可分为临时性和永久性功能矫形器。

(1) 临时性功能矫形器：当肌力减弱时，矫形器通过橡皮条、弹簧、钢丝线圈等辅助运动，增强力量。肌力恢复，能主动运动后，就不再需要佩戴矫形器。这种矫形器每日戴的时间也不长，故称为临时性功能矫形器，主要有辅助伸腕的长对掌矫形器、功能性腕伸矫形器、辅助屈指的上翘矫形器、辅助掌指关节背伸的功能性腕手矫形器等。

(2) 永久性功能矫形器：用于上肢肌力在 1 级以下、功能永久性丧失或减弱者，如不能伸手取物和不能抓、捏。此类矫形器结构复杂，必须进行长时间的使用和操纵训练，多用于中枢性瘫痪和周围神经损伤。使用最多的是屈指铰链矫形器，它能利用残存肌的功能和外部动力使拇指、示指和中指产生捏合动作。休息时矫形器能使拇指处于外展和对掌位（掌指关节和指骨间关节处于伸展位），示指和中指处于半屈曲位，腕关节处于背伸 15°左右。

1) 指驱动屈指矫形器：如果拇指、示指和中指肌肉瘫痪，利用环指和小指的屈指肌力，可驱动矫形器，使拇指、示指和中指对捏。

2) 腕驱动屈指矫形器：C_6 平面脊髓损伤患者腕伸肌肌力存在，可以通过矫形器上的连杆机构来驱动矫形器。这种矫形器在腕关节屈曲时手指打开，伸腕时手指捏合，伸腕力与其产生的抓握力之比可达 2∶1，常见的种类见图 2-7。

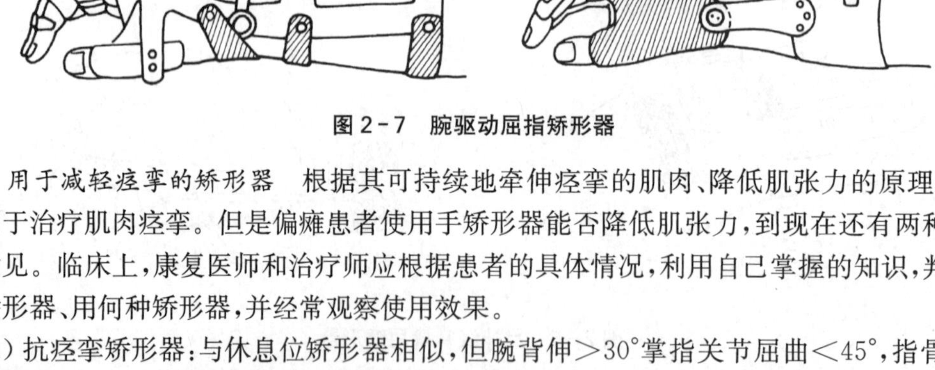

图 2-7　腕驱动屈指矫形器

4. *用于减轻痉挛的矫形器*　根据其可持续地牵伸痉挛的肌肉、降低肌张力的原理，矫形器可以用于治疗肌肉痉挛。但是偏瘫患者使用手矫形器能否降低肌张力，到现在还有两种截然相反的意见。临床上，康复医师和治疗师应根据患者的具体情况，利用自己掌握的知识，判断是否使用矫形器、用何种矫形器，并经常观察使用效果。

(1) 抗痉挛矫形器：与休息位矫形器相似，但腕背伸＞30°掌指关节屈曲＜45°，指骨间关节可稍屈曲、可伸直，手指分开，拇指外展伸直。这个姿势符合 Bobath 的反射抑制模式。有报道，每日戴矫形器 8 h，可以明显减轻痉挛。

(2) 充气矫形器：用高强度的透明塑料制成，套在痉挛的肢体上，拉上拉锁，再将矫形器充气（打气或用口吹）膨胀。用于偏瘫、脊髓损伤等屈肘痉挛和下肢痉挛。

(3) 可动吊带：其作用是在行走时帮助伸肘，同时抑制手和腕关节的屈曲痉挛。

手指分开矫形器、动力矫形器等也有抗痉挛作用。

(三) 上肢矫形器的临床检查

上肢矫形器的临床检查包括以下内容。

1. 一般情况

(1) 矫形器合身吗?

(2) 矫形器是否限制了关节活动?

(3) 需对关节制动时,是否允许每日取下矫形器做被动运动?

(4) 是否达到了理想的功能?

(5) 佩戴矫形器 30 min 后皮肤是否发红?

(6) 是否影响皮肤感觉,如出现麻木?

(7) 患者能否接受矫形器的外观?

2. 牵引矫形器

(1) 如使用橡皮筋,指套是否与手指垂直?牵拉力是否能使关节稍超过其活动范围?

(2) 是否随着关节活动度的改善,经常调整矫形器?

(3) 是否有每日的使用时间表?

3. 动力矫形器

(1) 机械部分是否安全可靠?

(2) 控制开关是否位于有主动运动、感觉、不会因习惯动作而意外触发的位置?

(3) 控制部分是否稳定、准确?

(4) 患者在任何位置都能操纵矫形器吗?

(5) 患者能自己正确穿上或在别人帮助下穿上矫形器吗?

(6) 动力是否已准备好,如充电、充气?

(7) 是否妨碍本来能做的功能活动?

(8) 能正确捡起以下物体吗?能压扁变形的物体,如棉花、纸杯;玻璃、金属物体;小件物体;大件物体,如啤酒瓶、杯子;吃饭用具等。

(9) 能否顺利放开抓到的物体?

(10) 腕驱动矫形器的抓握力是否与伸腕力成正比?

(11) 屈曲铰链矫形器的小指和环指是否干扰拇指、示指和中指的抓握?

第三节 下肢矫形器

一、概述

下肢矫形器较身体其他部位的矫形使用范围更为广泛,品种更多。应用下肢矫形器的主要目的是:稳定关节,改善下肢的运动功能;保护下肢的骨与关节,减少疼痛,促进病变痊愈;防止和矫正畸形;改善步态,减免肢体承重;促进骨折愈合和早期功能恢复,巩固手术疗效;用于因年龄过小,暂时不宜手术的患者;作为手术前治疗措施;补偿肢体长度。

二、内容

(一) 定义

下肢矫形器(lower limb orthosis)是目前矫形器中应用最多的一类,是用于整体或部分下肢的矫形器。

(二) 下肢矫形器的主要功能

下肢矫形器的基本功能是通过外力以稳定关节，改善步态，减免肢体承重，控制或矫正畸形，补偿降低或丧失的肌力，持续牵拉以控制肌张力，保护易伤肢体，帮助无力的肢体运动等。

1. 固定功能　可根据不同的症状，限制某个关节的某个方向运动，使患者失去肌肉控制的肢体通过使用矫形器而得到控制，增加关节稳定，防止和限制异常运动，辅助和引导正常运动。

2. 支撑功能　通过改变承重部位，可减少下肢骨骼对体重的负荷，减轻下肢承重。

3. 矫正功能　应用三点力矫正的原理，通过力的作用矫正下肢畸形或预防畸形加重。对于肌肉张力较高患者，持续牵伸以降低其肌张力。

4. 补偿性功能　通过矫形器上的辅助装置如液压助动装置、绳索牵引装置代偿患者功能，帮助瘫痪的下肢站立及行走。

5. 保护功能　对易伤或病变部位给予保护，防止伤病发生或加重。

(三) 下肢矫形器的结构与分类

下肢矫形器由髋关节、膝关节、踝关节、支条、半月箍、大腿套、小腿套、足托、固定带等组成(图 2-8)，主要结构介绍如下。

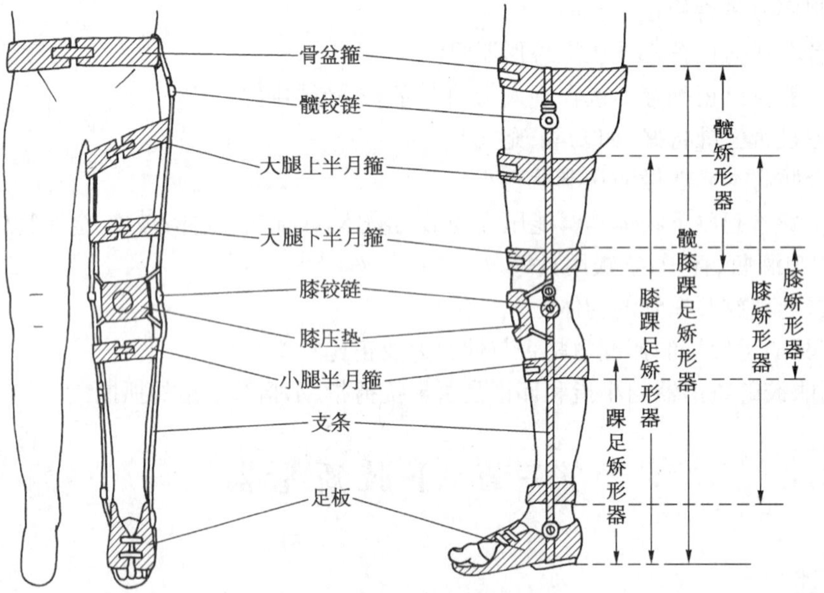

图 2-8　下肢矫形器结构图

1. 髋关节　有自由活动髋关节、带环锁髋关节、前屈制动髋关节、双轴髋关节等多种品种。

2. 膝关节(图 2-9)

(1) 单轴自由活动膝关节：可自由屈伸(0°～140°)，控制侧方运动，但不允许过伸。主要用于膝关节侧向不稳定或膝过伸的患者。

(2) 轴心后置膝关节：膝关节可自由屈伸(0°～140°)，关节轴心相对于支条纵轴偏后 1～2 cm，可以在步行支撑相、膝铰链伸直时保持膝关节的稳定性，摆动相有屈膝动作。适用于有部分伸膝肌力的患者。

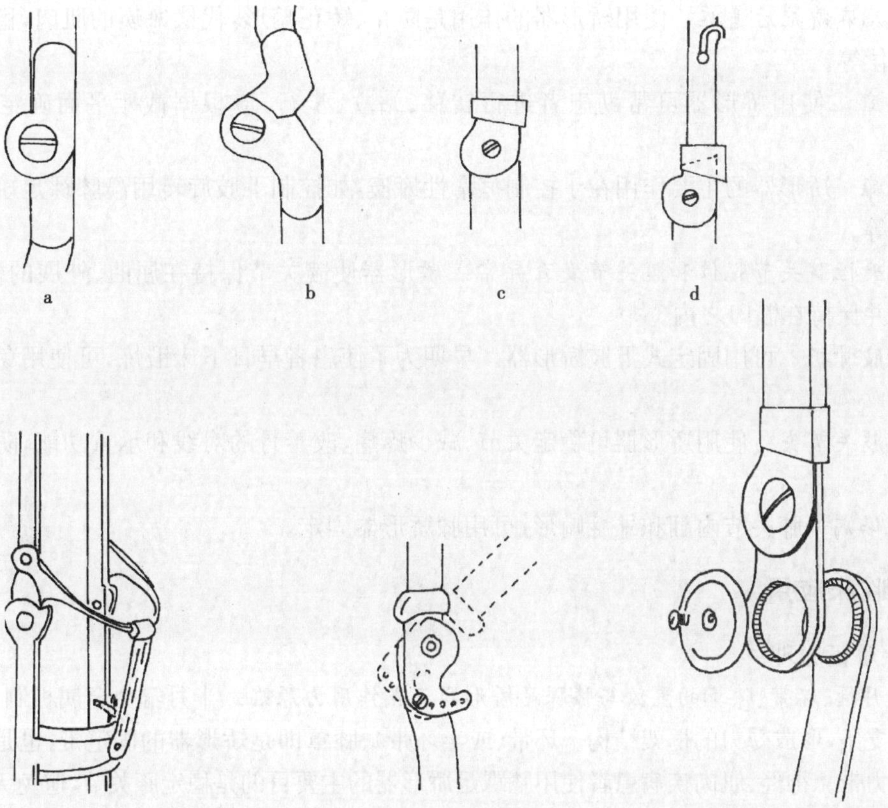

图 2-9 膝关节的种类

a. 单轴自由活动膝关节 b. 轴心后置膝关节 c. 单轴带环锁膝关节 d. 角度可调的单轴膝关节 e. 单轴带棘爪锁膝关节 f. 扇形角度可调的单轴膝关节 g. 内外齿型角度可调膝关节

(3) 单轴带锁膝关节:锁闭后膝关节始终保持伸直状态,开锁后可自由屈伸,主要用于膝关节伸肌无力的患者。常用的锁有两种:①环锁,又称箍锁,一般只在外侧铰链加锁,使用方便,对并发有屈膝畸形或腘绳肌痉挛者宜用双侧环锁,否则矫形器易发生扭转变形。②棘爪锁,又称瑞士锁,膝铰链伸直时可自动锁住。

(4) 角度可调的单轴膝关节:可调到不同的屈曲角度,并在此位置锁定。关节锁定后不能运动,解锁后可自由屈伸。主要用于膝关节屈曲挛缩的患者。

(5) 多轴膝关节:符合生理膝关节的运动特性,适用于膝关节屈伸运动中需要严格控制前后异常运动的患者。

3. 踝关节　由钢、不锈钢或钛合金制成,主要有无阻力自由背屈与跖屈的踝关节、完全固定踝关节、背锁踝关节、跖锁踝关节、有阻力自由背屈与跖屈的踝关节。

4. 足套和足托　由塑料板材或皮革制成,主要有对足底进行支撑、对足底的负荷进行重新分配、矫正足部畸形、增高等作用。

(四) 下肢矫形器的适应证

下肢矫形器临床上的应用十分广泛,适应证也是相当广泛的,主要用于以下疾病。

1. 小儿麻痹症后遗症　使用矫形器的作用是防止、矫正畸形，代偿瘫痪的肌肉，稳定关节及高度的补偿等。

2. 截瘫　使用矫形器可帮助患者进行转移、站立、步行，应根据截瘫平面确定矫形器的处方。

3. 脑瘫　矫形器的主要作用在于控制痉挛性瘫痪，如控制下肢旋转用髋膝踝足矫形器或扭转矫形器等。

4. 先天性髋关节脱位和髋关节发育异常　矫形器使髋关节保持在屈曲、外展的位置，使股骨头进入并保持在髋臼之内。

5. 下肢骨折　可用固定式下肢矫形器。早期为了使患者早日下床锻炼，可使用免荷式的下肢矫形器。

6. 下肢关节炎　使用矫形器可稳定关节，减少疼痛，改善骨的对线和承重功能，防止进一步畸形。

7. 佝偻病　膝关节内翻和外翻畸形，可用膝矫形器固定。

三、临床应用

(一) 矫正原理

1. 半月箍、环带、膝罩的置放与膝踝足矫形器三点作用力原则　半月箍由金属板制成，连接着两侧金属支条，形成受力的框架结构。环带(或半环带)、膝罩即是矫形器的固定带，也是稳定膝关节的作用力带。神经、肌肉疾病患者使用膝踝足矫形器的主要目的是稳定膝关节，避免无力的膝关节承重时突然弯曲。稳定膝关节需要三个力量。①位于膝前中部的作用力：一些研究结果表明作用力越是接近膝关节轴心，作用力就越大，需维持膝关节稳定的力就越小。如膝关节屈曲畸形越严重，站立位承重时维持膝关节稳定所需要的作用力也越大。②位于大腿后上部的反作用力：为了取得尽量长的杠杆臂，大腿箍应尽量往上置放，但不能引起坐骨结节和耻骨联合处的不舒适。③下部反作用力：作用点位于鞋处。一般使通过安装环带、半环带、膝罩来调节杠杆部的作用力。

2. 关节之间的相互位置

(1) 对线：根据生物力学原理，以肢体的承重线为参考线，确定矫形器关节之间的空间位置关系。

(2) 对线原则：髋关节、膝关节、踝关节、滚动边相互平行且与地面平行，与前进方向垂直；同时根据矫形器要达到的目的，确定各机械关节、滚动边的最佳位置。

(二) 常见的下肢矫形器

下肢矫形器的主要作用是支撑体重、辅助或替代肢体的功能、预防和矫正畸形。近年来由于新材料和新工艺的应用，下肢矫形器增加了许多新品种。根据其结构和适用范围，下肢矫形器可分为用于神经、肌肉疾病和用于骨关节功能障碍两大类。

常用的矫形器包括踝足矫形器、膝踝足矫形器、髋膝踝足矫形器、膝关节矫形器、截瘫矫形器、髋关节矫形器等，其中踝足矫形器是使用最多的品种。

1. 踝足矫形器　也称短下肢矫形器，用于辅助下垂足、马蹄内翻足的行走和矫正其畸形。

(1) 由金属支条、铰链组成的踝足矫形器：由固定带、支条、铰链和足镫组成(图 2-10)，最适合于偏瘫时的严重痉挛性足内翻下垂畸形和腓总神经麻痹的垂足。

(2) 热塑材料踝足矫形器:踝铰链可有可无,根据其形状可分为后侧弹性材料踝足矫形器、改进型后侧弹性材料踝足矫形器、带后侧加强筋的踝足矫形器、螺旋型踝足矫形器、硬踝型踝足矫形器、带侧方垫的硬踝型踝足矫形器等。其优点是重量轻、美观、塑形好、穿戴和使用方便。但耐用性能和强度较金属踝足矫形器差,用于痉挛和畸形不很严重的下垂内翻足。

(3) 橡胶足吊带:适用于偏瘫和周围神经麻痹所致的轻度内翻足、下垂足。

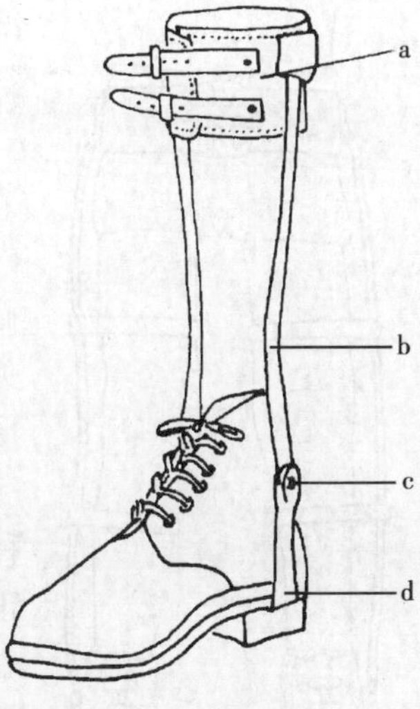

图 2-10 金属支条式 AFO

a. 固立带 b. 支条
c. 铰链 d. 足镫

2. 膝矫形器 下肢矫形器中,其构造只涉及到大腿部到小腿部,能控制膝关节活动的矫形器,称为膝矫形器,亦称为膝部矫形器,适用于膝关节的骨折、关节炎、韧带损伤、半月板损伤、肌无力、挛缩、不稳定等各种病症。常用的有用于膝关节挛缩、不稳定、韧带损伤等病症的膝矫形器,大部分应用了三点固定的原理。

(1) 软式膝矫形器:由强力弹性织物制成,也可用硬支条增加强度。

(2) 塑料膝矫形器:用热塑材料制作,用于防止膝反屈和侧方不稳定。

(3) 框架型膝矫形器:结构很简单,由两边支条、上下皮箍和髌骨垫组成,无铰链。用于股四头肌无力时做临时固定。

(4) 统式膝矫形器:相当于金属膝踝足矫形器的中间部分,有铰链。

(5) 瑞典式膝反屈矫形器:专用于膝反屈。腘窝部的皮带可调节,用三点固定法使膝关节保持在伸直或微屈状态。

3. 膝踝足矫形器 在下肢矫形器中,具有自大腿到足部构造的、可控制膝关节和踝关节动作的矫形器称为膝踝足矫形器,也称为大腿矫形器。金属结构的膝踝足矫形器是由踝足矫形器加上膝关节铰链和大腿部分的支条、皮箍组成,也称为长下肢矫形器。塑料结构的膝踝足矫形器较为轻便,并能更好地控制压力分布。主要适用于中枢性或周围性瘫痪出现的下肢运动障碍,尤其是膝关节的不稳定。

4. 免荷式矫形器(PTB)

(1) PTB 踝足矫形器:其与 PTB 小腿假肢原理相同,用髌韧带支撑体重,使接受腔以下的小腿和足部免荷。

对于足部固定在支条上的 PTB 踝足矫形器,即使足跟在矫形器当中悬空,体重也会加在前足上,使其免荷效果不好。实验证明,体重 55 kg 的人步行时髌韧带承重不过 20 kg。而若采用活动的踝关节步行,也会降低免荷效果。因此,为达到使小腿部分完全免荷的目的,应使在矫形器的足部完全离开地面,且不固定在支条上,使用步行足镫练习步行。

该矫形器主要由塑料制作的接受腔、双侧金属支条、步行足镫构成,也可整体采用塑料制作。因此,这种矫形器还可作为治疗功能性骨折的矫形器或急救矫形器。在医院及医疗机构内,利用石膏或各种塑料等模塑材料,在很短的时间内就能制成。

(2) 坐骨承重膝踝足矫形器:这是一种用坐骨结节支撑体重的膝踝足矫形器。该矫形器的四边形接受腔的制作与大腿假肢四边形接受腔的制作原理相同,足部与 PTB 踝足矫形器的情

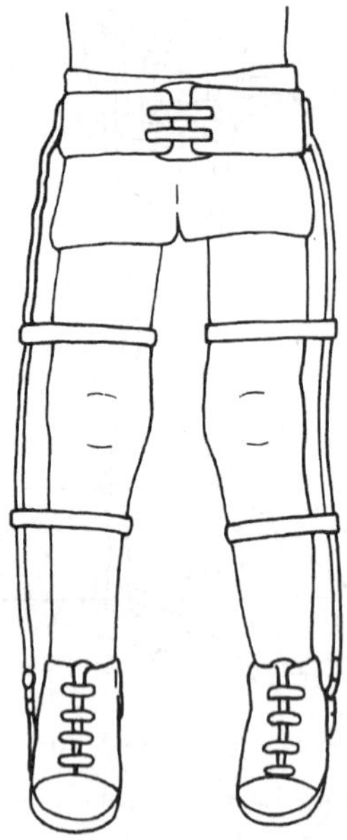

图2-11 髋膝踝足矫形器

况相同。为了达到更好的免荷效果，足部要完全离开地面，依靠足镫进行步行。该矫形器的接受腔多用塑料制作，两侧的金属支条连接足镫。

5. 髋膝踝足矫形器 这是在金属膝踝足矫形器的基础上增加髋关节铰链、铰链锁、骨盆带而成，可以控制髋关节的运动，如能限制髋的内、外旋和内收、外展，防止髋关节屈曲挛缩和不随意运动。用于辅助截瘫患者（T_{10}以下的低位截瘫）站立和行走，矫治中枢性瘫痪导致的髋关节挛缩畸形。图 2－11 是一款结构简单的、专用于下肢扭转的矫形器。

6. 往复式截瘫步行器（reciprocating gait orthosis，RGO） 这是一种能帮助截瘫患者独立交替迈步行走的矫形器。这种往复式步态矫正器是由一对 RGO 髋关节、两根钢索和附在一金属骨盆腔箍上的两个大腿矫形器、胸部支条及固定带构成。行走时，使用者（需使用双肘拐）首先将身体重心移至一侧，然后将骨盆后倾，钢索即牵拉该侧的下肢向前迈步。用同样的方法可迈出另一条腿。通过上述动作的不断重复，即可实现截瘫患者的功能性步行。RGO 主要适用于辅助脊髓脊膜膨出症患儿及外伤性截瘫、小儿脑瘫、多发性硬化症、肌营养不良患者的独立性步行。近年来英国 Steeper 公司在 RGO 的基础上改进后推出 Steeper 改进型 RGO，称为 ARGO，其特点是只用一条带套管的牵引索连接双侧髋铰链，相互交替控制屈伸，减少了摩擦阻力。

(三) 下肢矫形器的临床检查

以下以支条式踝足矫形器、膝踝足矫形器为例介绍下肢矫形器的临床检查方法。

1. 踝足矫形器的检查

(1) 是否符合处方要求。

(2) 患者能否没有困难地穿上矫形器。

(3) 站立位检查：鞋的肥瘦、长度是否合适；鞋底和鞋跟在地上是否放平；金属踝铰链轴心位置与解剖学踝关节轴心位置大致相符；鞋底、鞋内附加物（垫偏、横条、鞋垫）和“T”字形矫正带会不会引起很大的不适、疼痛，内、外翻矫正带的矫正力是否够；鞋和足托的前部有无利于滚动的前跷；金属条或塑料壳的部分与腿的轮廓是否相符；儿童用金属矫形器的支条是否可以延长；腓骨头部位有无受压；如果使用 PTB 踝足矫形器，应检查足跟是否减轻了承重；患者能否稳定地站立。

(4) 步行中检查：患者在平路上步行的满意程度，与是否存在以下异常步态有关。①躯干：侧摆、前屈、后伸。②髋关节：提髋步行。③下肢：内旋或外旋，下肢向外划，步行中双足跟间距过宽或是剪式步态。④膝关节：过伸、屈曲、膝内翻或膝外翻。⑤足部：足内缘或外缘着地、足的后蹬力不够。⑥跳跃式步行。⑦节奏不齐。⑧有无特殊的响声。

(5) 坐位时检查：患者屈膝 105°位时能否舒适地坐着。

(6) 脱去矫形器检查：①有无皮肤压迫症状。②在没有任何控制下观察踝关节运动。③检查矫形器内、外侧踝铰链的制动装置在踝铰链跖屈和背屈时是否能同时接触。④患者对矫形器重量、功能、舒适、外观等方面的满意程度。

2. 膝踝足矫形器的临床检查

(1) 是否符合处方要求。

(2) 患者是否能没有困难地穿戴矫形器。

(3) 站立位检查：其小腿部分同踝足矫形器的检查；膝铰链、髋铰链锁是否可靠，开合是否容易；金属条或塑料壳的形状与大腿、小腿轮廓相符；内侧金属条的上端与会阴部位有足够间隙；外侧金属条应位于大转子之下，比内侧金属条高 2～3 cm；内侧金属条与大腿、小腿内侧有足够间隙；儿童的膝踝足矫形器所有金属支条长度是否可调；膝上箍和膝下箍离膝铰链轴心距离相等；免荷性膝踝足矫形器，四边形接受腔上口的后缘近似与地面相平，坐骨结节应落于坐骨平台上，内收肌部位不受压，会阴部位不受压；髋铰链中心位于大转子最突起处前 1 cm、上 2 cm；骨盆带与骨盆部位轮廓相符；髋、膝、踝铰链与膝生理关节之间有足够的间隙。

(4) 步行中检查：患者在平路上步行情况，参见踝足矫形器检查。

(5) 坐位检查：①膝屈曲 105°时患者能否舒服地坐着。②膝铰链轴心是否与解剖膝关节轴心大致相符。③鞋底、鞋跟在地面上能否放平。

(6) 脱去矫形器检查：有无皮肤压迫症状；在没有任何限制下观察膝、踝关节活动范围；当踝铰链跖屈、背屈时，内侧与外侧制动装置能否同时接触；患者对矫形器重量、功能、舒适、外观等方面的满意程度。

第四节 脊柱矫形器

一、概述

人体脊柱可以视为一个可以弯曲的弹性杆状物，人体站立时脊柱的稳定性主要取决于脊柱的内在稳定因素和外在稳定因素。其内在稳定因素包括脊柱的结构因素和脊椎间的各种韧带；外在因素包括脊椎周围的肌肉，是维持人体站立、运动中脊柱稳定性的重要因素。当脊柱因某些疾病或损伤不能维持其稳定性时，可以应用脊柱矫形器以增加外在稳定因素，促进脊柱的稳定性。

二、内容

(一) 定义

脊柱矫形器(spinal orthosis)是指用于头、颈、躯干部位的矫形器。主要用于限制脊柱运动，辅助稳定病变的关节，减轻局部疼痛，减少椎体承重，促进病变愈合；支持麻痹的脊柱肌肉；预防和矫正脊柱畸形。

(二) 脊柱矫形器的结构与功能件

脊柱矫形器的基本型是倒“T”字型(图 2－12)。

1. 骨盆箍　横绕于髂前上棘与大转子之间的金属条带称骨盆箍，是脊柱矫形器的重要部件。依靠骨盆箍可以使矫形器稳定地固定在骨盆上，即便躯干运动时矫形器也不会移动，还可起到承受体重的作用。安装骨盆箍的位置称骨盆环位。骨盆箍有下延到骶骨两侧下方、支撑体重更充分的蝶形骨盆箍和在髂嵴上再加一条环箍的双重骨盆箍等形式。

2. 支条　脊柱矫形器中纵向安装的条带称为支条，垂直地安装在骨盆箍中央。通常，为了避开脊柱的棘突而采用两根。按其高度又分为腰骶椎支条、胸腰骶椎支条(图 2-13)。

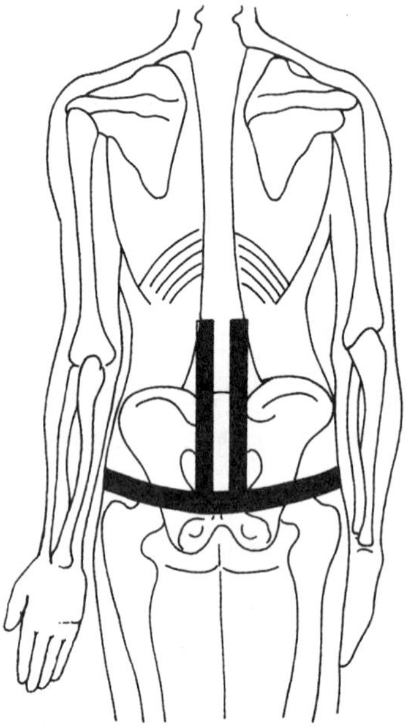

图 2-12　脊柱矫形器的基本型

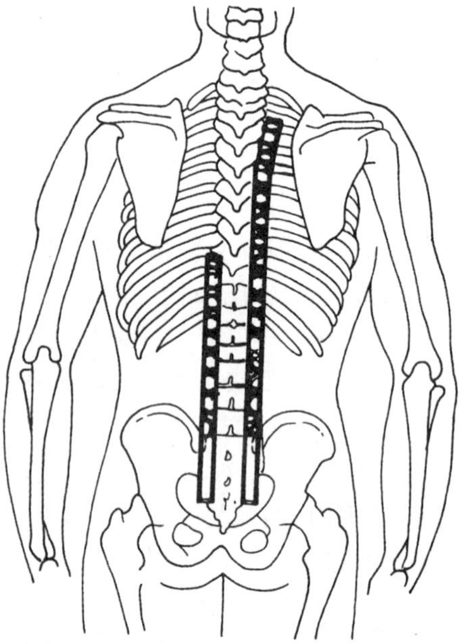

图 2-13　支条(腰骶椎支条和胸腰骶椎支条)

3. 条带　胸椎条带安装在第 9 至第 10 胸椎的位置、肩胛下角的下方约 2.5 cm 处。肩胛皮条水平地安放在肩胛骨的下 1/3 位置，其两端分别距腋下线约 5 cm，肩胛皮条上装有腋窝带，其侧支条在两外侧连接着胸椎条与骨盆箍。

4. 其他　腹托是用布或网状尼龙布制成的、覆盖在腹部上的软垫，其下端位于耻骨上缘向上 1 cm 处，其上端到胸椎条带。

(三) 脊柱矫形器的功能

(1) 用于支撑变弱或麻痹的肌肉和不稳定的关节，以便于坐下或站立。

(2) 使损伤的部位固定或保持在容易发挥功能而且舒适的位置，以消除疼痛、促进早日康复。

(3) 防止因肌力不均衡、重力或引起组织挛缩变形的异常力所导致的进行性脊柱变形。

(4) 用安装在矫形器上的矫正装置，对已经变形的脊柱进行矫正。

(四) 脊柱矫形器适应证

对于因脊柱骨折等造成的损伤，要以固定为目的，采用金属框架式或其他较强硬的脊柱矫形器。对于老年性驼背，要以三点固定为目的，采用如朱厄特型的过伸展矫形器，或采用以增强腹腔内压力为目的的软性腰围。对于腰椎间盘突出、腰椎滑脱等引起的腰痛症，采用防止腰椎过伸的短后背矫形器(奈特型、威廉斯型)或软性腰围。对于脊柱侧弯，为了保持持续的矫正力和减轻随着患者成长可能加重的变形，可采用密尔沃基型、波士顿型等矫形器。具体如下。

1. 颈部

(1) 软性颈托：轻度颈椎病。

(2) 费城颈托:颈椎病、术后固定要求不高。

(3) 索米式:颈椎脱位复位后的固定。

(4) 模塑式:先天性斜颈、颈椎骨折和脱位复位后、术后固定。

(5) 支条式:颈椎病、术后固定。

2. 胸腰部

(1) 泰勒型:胸椎后凸、强直性脊柱炎。

(2) 威廉斯型:脊椎骨骨质疏松、术后固定。

(3) 大阪型:T_8 以下的中度脊柱侧凸。

(4) 脊柱侧弯吊带:幼儿脊柱侧凸。

3. 腰部

(1) 奈特型:急性腰痛症、腰椎间盘突出症、术后固定。

(2) 威廉斯型:慢性下腰病。

(3) 软质型:慢性下腰病。

(4) 朱厄特型:胸腰椎压缩性骨折及脱位。

(5) 波士顿型:中、轻度脊柱侧弯。

(6) 密尔沃基型:Cobb 角 45°以下的中度脊柱侧凸,顶椎部高于 T_6。

三、临床应用

(一) 脊柱矫形器的设计的要求及生物力学原理

为了达到上述目的,设计脊柱矫形器的基本要求有:支撑体重;限制脊柱的运动;维持脊柱的生理对线及矫正。

支撑体重也称为免荷,免荷的方法有以下几种。

1. *在疾患的上部承受体重,并通过支条传递到下部承重的方法* 多用于颈椎和胸椎重度伤残时,免荷与固定并用。

2. *三点固定法* 用于胸椎压迫性骨折等,通过使脊柱过伸展,将加在椎体上的力转移到椎弓和椎体关节,从而达到免荷的目的。

3. *提高腹腔压力以减轻脊椎负担的方法* 目前作为腰椎免荷的方法,这是最有效的一种。虽然使用硬性矫形器要比软性矫形器对腹压的效果大,但也会更大范围地限制脊柱的运动。

(二) 临床常用的脊柱矫形器

1. *颈椎矫形器* 与其他脊椎相比,颈椎不仅活动度最大,而且还必须支撑约 7 kg 重的头部,故是最容易老化的脊椎。使用颈椎矫形器的目的有:保持良好的生理对线,并使骨稳定;使肌肉松弛,消除疼痛;预防变形;为了免除对神经的压迫而对骨骼进行牵引;为了促进软组织的愈合而对运动加以限制;支撑头部的重量(免荷)。

常见的颈椎矫形器有费城颈托、模塑式颈椎矫形器、带金属支条的颈椎矫形器、索米矫形器等。

2. *软性脊柱矫形器和硬性脊柱矫形器*

(1) 软性脊柱矫形器:腰骶椎矫形器和软性脊柱矫形器通常被称为软性腰围。腰围原本是作为美容用品,多用于妇女为改善姿态使用,后来逐渐用于医疗和保健方面。软性腰围主要用于治疗因各种原因引起的腰痛症,其作用原理是利用内加金属支条增强布带束紧,给骨和软组织施加一定的压力，提高腹腔压力，借以减轻脊椎及其周围肌肉的体重负担，并限制脊柱的运动，从而达到消除疼痛的目的。软性腰围在使用中应让患者加强腰背肌练习。

（2）硬性脊柱矫形器：亦称为躯干矫形器，即用金属材料制成的框架式或用塑料板材制成的塑料式脊柱矫形器。

1）腰骶椎矫形器：这是用于治疗腰部疾患的具有代表性的脊柱矫形器，具有倒"T"字型结构，也称为椅背式腰骶矫形器。该矫形器具有较好地限制腰椎屈伸、侧屈、旋转运动，利用腹压支撑体重，减少腰椎承重的作用。因此，常用于辅助治疗腰椎间盘突出症、腰椎骨性关节炎、脊椎滑脱、变形性脊柱病等腰骶椎疾病。

2）胸腰骶椎矫形器：这是一种有代表性的支撑胸腰椎或上部腰椎的脊柱矫形器，其腹带或腹托可以减少腰椎承重。适合于辅助治疗类风湿脊柱炎，预防由于老年性骨质疏松引起的脊柱压缩性骨折。

3）威廉斯型腰骶椎矫形器：其结构是在侧支条上装有一种关节铰链，对胸椎和腰椎的弯曲有一定的矫正力，可减少其过度前凸；允许腰椎前凸，限制后伸和侧屈，并具有提高腹压、减轻腰椎承重的功能。该矫形器适用于腰椎前凸引起的疾病，如脊柱裂、脊椎滑脱、腰骶角增强等症。

4）朱厄特型胸腰骶椎矫形器：这是一种由胸骨垫与耻骨上垫产生的向后力和由后面胸椎垫产生的向前力构成的典型的三点固定式矫形器。它可以达到使胸椎过伸展的目的，多用于辅助治疗胸腰椎压缩性骨折、胸腰椎结核，也用于预防类风湿脊柱炎的驼背畸形。

5）热塑型胸腰骶椎矫形器：俗称塑料背心，可简称为 TLSO，是用高温塑料板、按患者身体的石膏模型制成，具有较好的对躯干各方向运动的控制功能。主要适用于辅助治疗不稳定的胸腰椎压缩性骨折，以保持脊柱稳定和良好的脊柱对线。

3. 脊柱侧凸矫形器　脊柱侧凸是指脊柱在额状面上的弯曲变形，可分为功能性侧凸和结构性侧凸。功能性侧凸如果去除其致弯原因，侧凸便能消失。结构性侧凸常伴有椎体的变形、旋转等，仅用矫形器是难以矫正的。脊柱侧凸矫形器主要适用于矫正功能性脊柱侧凸畸形和防止结构性侧凸畸形的发展，常用以下品种。

（1）腋下型脊柱侧凸矫形器：这是一种主要用塑料板制成的胸腰骶矫形器，有多种样式。近年国内多用波士顿型矫形器，大阪医大型矫形器和色努型矫形器，其基本都是利用三点力原理矫正畸形，都要求用 X 线检验腋下托、胸托、腰托的安装位置，特别是胸托的上缘不得超过侧凸顶椎部位的肋骨；保证矫形器与胸廓凹部有足够的间隙；腹托能有效地增加腹压，适当减少腰椎前凸。这类矫形器适合于脊柱侧面原发曲线顶椎位于 T_5 以下，Cobb 角为小于 $50°$ 的患者使用。腋下型矫形器具有重量轻、易于清洁、穿脱方便和允许患儿参加一些活动等优点，但使用中应注意及时复查、及时调整和更换矫形器，以保证疗效，避免皮肤损伤。使用矫形器中应注意加强患儿腰背肌的主动肌力训练。

（2）密尔沃基型脊柱侧凸矫形器：这是一种颈胸腰骶椎矫形器，由颈环、骨盆托、前后金属支条与侧方压力垫构成。站立位患者用力伸直脊柱，保持喉托位于下颌下方一横指的部位，这样会促使患者通过加强腰背肌的主动收缩来改善脊柱畸形。同时，患者也由枕托和侧方压力垫得到矫形力量，特别是当患者穿戴矫形器仰卧时，可以得到较好的被动牵引矫形效果。这种矫形器主要适用于发育年龄阶段原发性脊柱侧凸，侧凸顶椎位于 T_6 以上，侧弯中等程度（$25°\sim50°$）的患者的保守治疗。

(三) 脊柱矫形器的穿戴和康复训练

使用矫形器后,可以消除或减轻疼痛,便于站立和行走,能够预防和矫正脊柱的变形。但使用矫形器后也可带来一些副作用,如长期穿戴矫形器会出现肌无力,结果造成一些患者即使没必要再穿戴矫形器也离不开矫形器了,且长期使用固定式矫形器还有可能会引起关节挛缩,阻碍脊柱的运动。

为了预防上述副作用的产生,穿戴脊柱矫形器时一定要注意:可能的话,尽量缩短使用时间;穿戴期间,应适时地脱下矫形器做一些体育活动;让患者像穿着矫形器那样做些等角度的运动练习,但必须在指导下进行;病情进一步好转时,尽可能早地停止使用矫形器。

对于青少年用的矫正式矫形器的穿戴时间,原则上是从起床后一直穿到就寝前,但进行体育活动时,也可暂时脱去矫形器。穿戴矫形器 1 个月后应对其穿戴情况进行检查,其后每 3 个月定期接受检查 1 次。检查时,如发现有进一步加强矫正的可能,可对矫形器的压迫部位加以修正。矫形器的使用寿命与患者的日常活动量和发育程度有关,但大致可使用 1 年。

第五节 鞋的改型与矫形鞋

一、概述

矫形鞋是治疗下肢和足部疾病的足垫、托、鞋、靴的总称,俗称病理鞋、畸形鞋、足矫形器。普通鞋种类繁多,各式各样。矫形鞋则多为专门定制的皮鞋,其鞋帮硬,底宽,不易变形,稳定性好。部分患者也可以根据需要选择各种普通鞋加以改制。

二、内容

(一) 鞋的改型与矫形鞋的定义

鞋的改型是指根据康复医师的处方,为了矫正患者足部的变形和分散足部的压力以消除疼痛等目的,而对成品鞋进行各种改型。

矫形鞋是按照特殊鞋楦制作的符合患者足部要求的鞋。

(二) 矫形鞋的基本功能

1. *减轻疼痛* 如使用海绵鞋垫,在鞋后跟部挖坑,可以减轻跟骨骨刺、跟骨骨膜炎患者步行中的足跟痛。

2. *预防和矫正畸形* 矫正足部畸形,改善足部的承重力线。

3. *代偿丧失的关节运动功能* 如在鞋跟上加一种用橡胶海绵制成的楔形垫,可以减少踝关节僵硬患者在足跟触地时的冲击力等。

4. *消除关节活动* 如使用弹性钢板制成的加长鞋底硬板可以消除足趾关节活动,使患者减少疼痛,防止畸形的发展。

三、常见足部疾病的矫形鞋与鞋垫

(一) 前足截肢

经跖骨近侧 1/2 及其近端部位的足部截肢患者适合装配半足假肢,经跖骨远侧 1/2 及其远端部位的足部截肢患者适合装配补缺垫或补缺矫形鞋，以弥补缺损，恢复功能。

1. 补缺垫　用皮革、塑料、橡胶海绵制成，适用于跖趾关节离断患者使用，以弥补缺损和防止鞋头变形。

2. 补缺鞋　鞋内放置海绵补缺垫，弥补缺损并托起足弓，内底、大底间改用通长、加硬的钢板，鞋后跟前缘向前延长至跖骨残端之后。这样既可以减少残足末端承重，改善足底承重功能，又能防止鞋的变形。

(二) 下肢不等长

双下肢不等长常因一侧下肢发育迟缓或骨折短缩愈合所致，也有因髋、膝、踝关节的畸形所成。前者长度差异多为真性长度差，后者多为站立时相对功能长度的差别。

由于正常人腰椎对下肢不等长有一定的代偿功能，故一侧下肢缩短 1 cm 以下者可以不予补高。缩短 1 cm 以上的患者，长期步行和站立后可引起骨盆倾斜、脊柱侧凸、跛行、易于疲劳和腰痛，需要补高，常用的补高方法有。①补高 1 cm 以下：可用后跟厚、前掌薄的鞋垫放入鞋中使用。②补高 1～3 cm：定制补高鞋或是进行对侧鞋底的调整。③补高 3～7 cm：需定制内补高鞋。④补高 7～14 cm：需定制内、外补高鞋。⑤补高 14 cm 以上：需定制补超高假脚。

(三) 马蹄内翻足

常见于先天性马蹄内翻足和小儿脑瘫后遗症，临床主要表现为前足内收、内翻，中足内翻、足跟内翻和马蹄畸形。马蹄内翻足可分为可复性和僵硬性两种。

1. 可复性马蹄内翻足　畸形较明显，被动矫正不能完全矫正到中立、背伸、外翻位，但复位性较好，多见于小儿。矫形鞋垫多用手法矫正后再用丹尼斯-布朗后、石膏矫形后和手术矫形术后，以防止畸形复发。这种鞋垫有以下特点：①使用直足鞋楦或前足外展楦。②选用半高靿或高靿鞋。③加高、延长外侧主跟，加反托马斯跟支撑跟骰关节和骰跖关节，矫正中足内翻。④鞋后跟和外底部做外展边，以矫正足跟内翻。⑤保持跖骨头的位置为鞋内最低点，以分散跖骨头特别是第五跖骨头的过度承重。

2. 僵硬性马蹄内翻足　畸形非常明显，前足内翻可与胫骨呈 90°角，无手术适应证的患者，可应用矫形鞋以改善足底承重功能。常用的处理方法是：①轻度僵硬性马蹄内翻足可通过鞋内加软垫，托外侧足弓，外底和后跟的内侧垫偏，垫高后跟，使足底在站立、步行时能全面承重。②严重的僵硬性马蹄内翻足需先用精确的患足石膏模型制作出特殊的足部承重性鞋垫，然后制作矫形器，以确保承重功能的改善。

(四) 弓形足

弓形足的病因很多，如足部骨折、脱位，足部肌肉麻痹，足底筋膜挛缩，足底皮肤瘢痕性挛缩等原因都可形成。弓形足的临床表现为高足弓和爪状趾畸形。常用矫形鞋处理的方法有：

1. 鞋内用足弓垫　鞋内用塑料海绵制作的内侧纵弓托托起内侧纵弓，用外侧足弓托托起外侧纵弓，外侧足弓托的顶点位于骰骨下方，并用横弓垫垫托起横弓。

2. 改用反托马斯跟　鞋跟的底面外缘向外展宽 5～10 cm，鞋跟前缘外侧部分向前延长至骰骨下方，以矫正足跟内翻倾向，改善足外侧纵弓的承重功能。

3. 加高鞋的跗面　如果足背的皮肤不好，可以在鞋舌部位加塑料海绵垫。

(五) 马蹄足

马蹄足多为跟腱挛缩、踝关节僵直引起，穿普通鞋的主要问题是前足承重过大、跖痛、足不能完全穿入鞋内，矫形鞋的常用处理方法如下。

1. 轻度马蹄足　可选用后跟高度合适的普通鞋或鞋内加后跟垫，使患者穿鞋后，在站立时小腿前倾 5°。

2. 中度马蹄足　应定制高靿鞋，鞋内应加内侧纵弓垫，跟部加高。并发足弓塌陷、跖痛者应加横弓垫或跖骨头条，以改善足底承重功能。

3. 重度马蹄足　应用修改后的石膏模型，特制鞋垫与鞋，以尽量减少前足承重。

4. 马蹄足并发垂足或为防止畸形加重　以矫形鞋为基础，与踝足矫形器合用。

第六节　低温热塑板材矫形器

一、概述

矫形器的制作材料过去一直以皮革、金属为主，现在已广泛使用热塑塑料，特别是在康复医疗中临时性使用的手指、手、腕手矫形器已多用低温热塑板材直接在患者手上制作。低温热塑板材矫形器制作及时，相比用石膏绷带制作的重量轻、方便、易于佩戴、容易修改和调整，更能符合临床需要，对上肢、下肢或脊椎的骨折或软组织损伤方面都有很大的帮助。

二、内容

(一) 定义

低温热塑板材矫形器是指利用低温热塑板材作为制作材料的一类矫形器的统称。

(二) 低温热塑板材矫形器的功能

低温热塑板材矫形器是一种加于患者身体的器具，用以替代缺失的肌力恢复功能、弥补肌力不足、保持某个位置或限制某部分的运动或矫正畸形，主要功能是防止和矫正畸形、预防进一步肌肉失衡、维持麻痹的肌肉、增强弱肌的肌力、促进功能恢复和肌肉的再训练、保护疼痛部位、替代瘫痪的肌肉功能、术前准备的应用、术后固定。

(三) 低温热塑板矫形器的分类

1. 上肢

(1) 作用：上肢骨折、软组织损伤或术后固定，矫正畸形，训练肌力。

(2) 适应证：急性掌指关节炎、骨关节炎、风湿性关节炎、拇指扭伤、正中神经麻痹、烧伤上肢骨折后功能恢复治疗，如图 2－14、图 2－15、图 2－16、图 2－17、图 2－18。

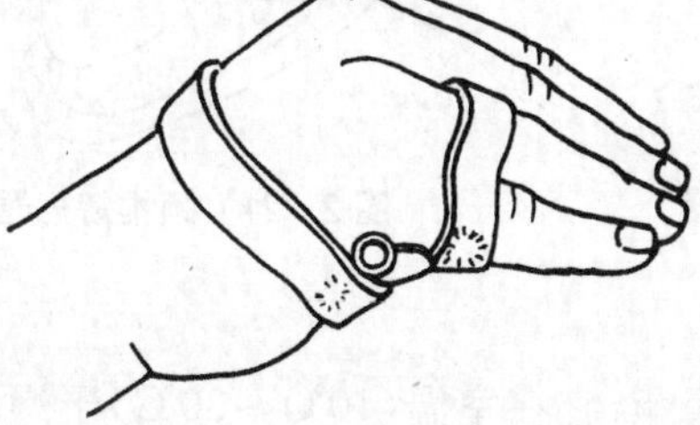

图 2－14　尺神经损伤动态矫形器

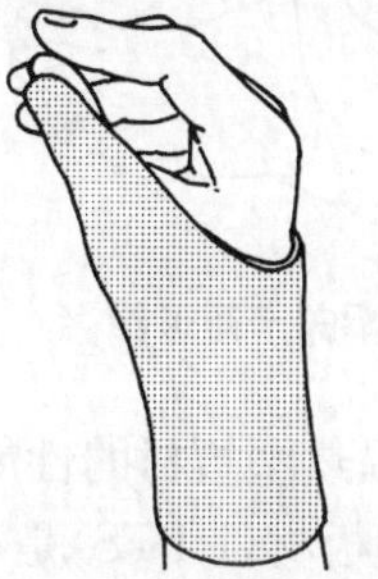

图 2－15　长固定拇指矫形器

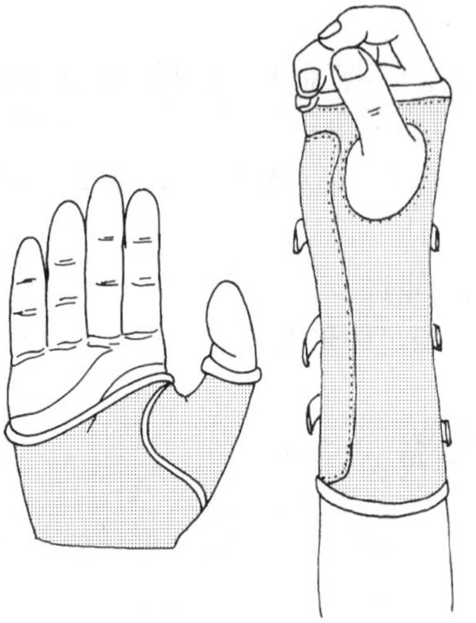

图 2-16　腕固定矫形器

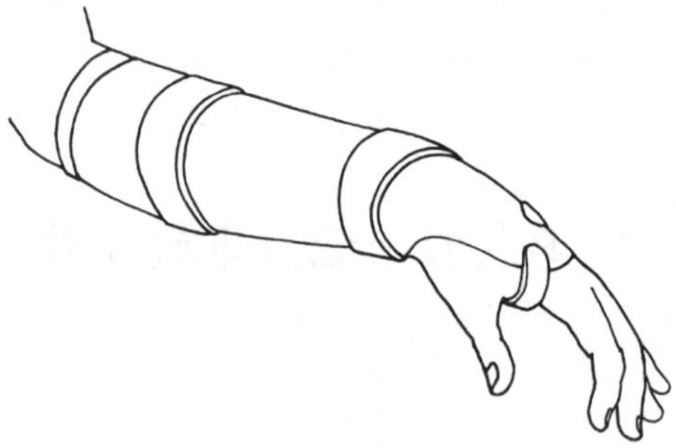

图 2-17　前臂矫形器

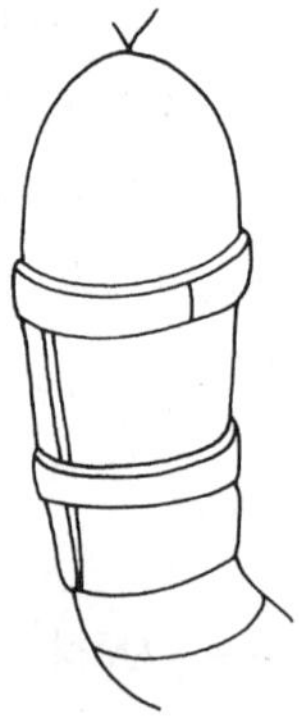

图 2-18　肩部矫形器

2. 下肢

(1) 作用：保护受损的关节、韧带，或固定。

(2) 适应证：预防、治疗下肢关节损伤，如图 2-19、图 2-20。

3. 脊柱

(1) 作用：支撑、固定脊柱，预防畸形发生。

(2) 适应证：风湿性关节炎、颈椎半脱位、轻度颈椎骨折、椎间盘突出症或其烧伤术后治疗，如图 2-21。

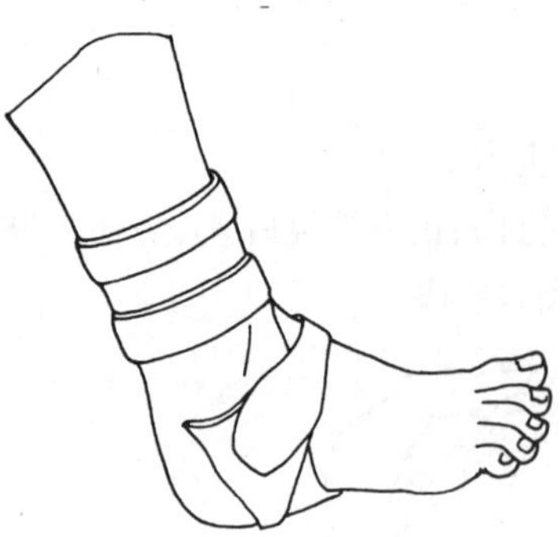

图 2-19　踝关节矫形器

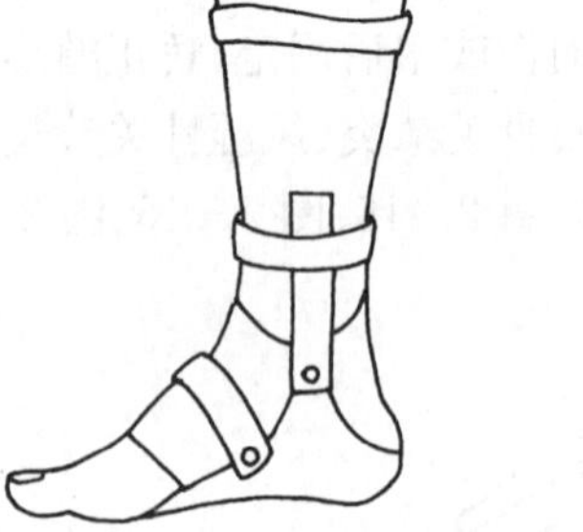

图 2-20　胫骨矫形器

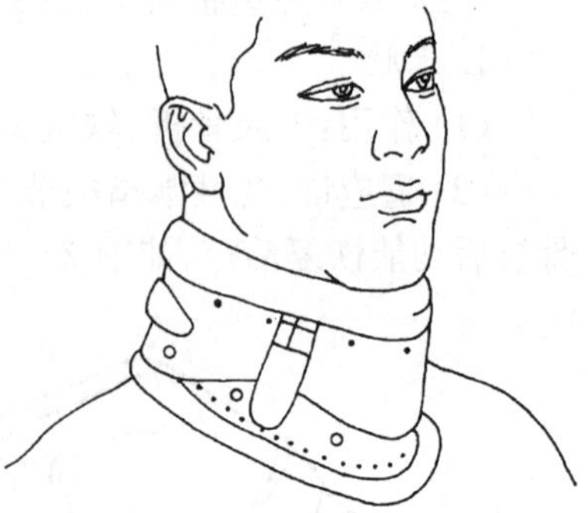

图 2-21　颈椎矫形器

(四) 低温热塑板材的性能

低温热塑板材(LTTS)是一种特殊合成的高分子聚酯，它在室温(10℃～30℃)干燥环境中材料分子处于稳定状态，软化温度为 65℃～70℃，重量轻，透气性好，无刺激性，且能反复使用。

低温热塑板材的常见性能有：

1. 透明性　这是没有色素的透明材料，冷却时呈白色，加温时可变成全透明。透明材料也可广泛地利用颜色，但是色素会减少材料的透明性，色素越黑，透明性越差，塑型时越难看到皮肤的特征。

2. 记忆性　加热时透明材料具有100%的记忆力。它意味着重新加热时，所用的材料将恢复原来的形状、大小和扁平状。这种特性对于系列静态矫形和纠正错误是有用的，系列静态矫形对于通过反复重塑而逐步增加僵硬关节活动度的矫形器是必要的，纠正错误对于在矫形器制作中技术不熟练的制作者也是有用的，也可对塑型较差的矫形器重复多次塑型。

加热时不透明的材料具有中等强度记忆力，加热时有弹回的倾向。但这种材料冷却时相对柔软，适合制作周径固定的矫形器，故这种柔韧性使材料更容易在周围性矫形中应用与拆除。但是记忆并非总是对制作有帮助，为了局部调整，对带有记忆的材料进行点状加热时可能在加热点与非加热部分之间留下一个嵴，通常这就需要全部重新加热，并且重塑一个矫形器。

3. 符合度（一致性）　这是指加热的材料覆盖到被塑形的身体轮廓上的吻合程度。

4. 表面黏性　表面黏性在塑型期间可能产生一个问题，即它使得材料自黏或意外地黏在一起。但中等程度的自黏是有用的，因为它有助于使材料黏在患者的皮肤上，可以在塑型时获得更精确的轮廓。

5. 工作温度　热塑板材只有在吸热才能变软，尽管低温热塑板材被设计直接在患者皮肤上塑型，但如温度过高则易烫伤皮肤，制作者首先应该在自己的皮肤上检查低温热塑板材的加热后温度，然后再在患者肢体上塑型。

6. 工作时间　这是指冷却时间或制作者用这种材料在其仍有伸展性的情况下的工作时间长度。一般3.2 mm厚的材料，工作时间是3～5 min；Aquaplast和二烯为基础的低温热塑板材工作时间最长，可达到4～6 min。若塑型时用弹性绷带包裹，由于热量保留而减慢了冷却的过程，可使工作时间延长。工作时间也受材料厚度和孔眼密度的影响，如材料越薄，孔眼越密，则工作时间越短。而色素可能缩短工作时间，如颜色越暗则工作时间越短，且色素对牵拉具有更大抵抗力。

7. 加快热塑板冷却的方法　如冷敷、用弹力绷带包住低符合度的材料、浸泡在冰水中、用贮存在冰箱中的条袋裹住低温热塑板材，或当部分成型后取下矫形器并将其放入冷水中。

8. 低温热塑板材的尺寸　标准的规格是40 cm×60 cm，也有一些材料是60 cm×90 cm或30 cm×40 cm，大尺寸热塑板材较难贮存及处理，仅用于制作一些大的矫形器。

9. 厚度　低温热塑材料的厚度由0.8 mm到4.8 mm不等，最常用的是1.6 mm和3.2 mm，有时也用2.4 mm。Turbocast是最薄（0.8 mm）的一种材料，但这种材料应用有限，在矫形制作中的一个常见缺点是较多使用3.2 mm厚的材料，应考虑使用1.6 mm和2.4 mm的材料。作为一般原则，应选用最薄的材料，做成能够提供足够支持的矫形器，并保证有足够应用的工作时间。然而，对于初学者和在矫形器制作中不熟练的治疗师开始应使用3.2 mm的厚材料，以便在学习塑型技术时有足够的工作时间。较薄的材料运用于小的矫形器的制作，既可缩短工作时间，且加温冷却后其柔韧性更好，也可以制作一些较轻的矫形器，以便肌力较弱或关节炎患者使用，剪下时也不需要花多大力量，以减少关节和软组织压伤的危险。

10. 孔眼　低温热塑板材常带有不同规格的孔。孔眼可增加透气性，减轻矫形器的重量，增加塑型期间的符合度，减少工作时间，提高矫形器的柔韧性。

11. 耐脏和易清洗　光滑的表面可使用低温热塑板材制成的矫形器表面耐脏，容易清洗。

12. 耐用性　低温热塑材料的耐用性可用抗压和抗变形度量。抗压作用只有在用于负重的脚矫形器和肢体矫形器时才会成为问题，因很多低温热塑板材不能承受动态的负重压力，几周后就变形，现最耐用的热塑足矫形器是 2 mm 的 San-Splint 和 1.6 mm Klarity TM、Aquaplast 等。因为低温热塑板材对热非常敏感，矫形器若靠近火炉、热辐射器、阳光直射、沸水、电熨斗可以使之变形，应告诉患者和家属注意这一点。

三、临床应用

(一) 低温热塑板材矫形器的制作原则

1. 一般原则

(1) 有疑问时，患者要向医师查询清楚。

(2) 可参照已设定的治疗程序。

(3) 做矫形器前，参考有关资料，如 X 线片或直接联络其主管医师以了解骨折的稳定情况。

(4) 向患者说明装配矫形器的理由和效果。

(5) 制作矫形器前，需将受伤肢体固定在适当位置。如伸肌腱或屈肌腱断裂的患者，须注意其腕关节的位置。

(6) 患者离开前，检查矫形器是否合适，如血液循环是否受阻、有没有压迫处等。

(7) 教导患者如何穿戴及除去矫形器、穿戴的时间、运动的方法和矫形器的保养等。

(8) 可对患者示范或派发使用指南。

2. 设计原则

(1) 考虑患者的个体因素，如创伤的情况、关节的稳定程度和活动能力。

(2) 考虑矫形器的功能。

(3) 尽量简单。

(4) 尽量令患者达到最佳手部功能及避免妨碍知觉功能。

(5) 尽量使矫形器容易穿脱。

(6) 制订矫形器的穿戴和活动程序。

(7) 注意外观。

3. 制作原则

(1) 选用适当材料。

(2) 按矫形器材料的类型，选用相应的器具。

(3) 在适宜温度下操作，如 Klarity TM 须在 60 ℃温度下操作。

(4) 注意安全，如在塑造软颈圈时，以绷带或薄布料覆盖接触面，以防烫伤。

(5) 矫形器的拐角须修剪成钝圆。

(6) 矫形器边缘要处理光滑。

(7) 螺丝帽和螺丝须用胶布或软垫包盖。

(8) 在制作前，无孔材料须打孔，在穿戴假肢前穿上薄棉布以吸汗。

(9) 在制作矫形器时,须用绷带固定矫形器,压力必须平均。

4. 合身原则

(1) 骨突处:矫形器若压迫骨突,会引起缺血或不适。所以,应在骨突处将矫形器放宽。

(2) 支持掌弓:检查手和腕休息矫形器的远侧掌弓的形状。

(3) 用掌纹作为界标,如腕休息矫形器的边缘勿超过掌横纹,应允许掌指关节完全弯曲。

(4) 矫形器须依照正常解剖结构。在用绷带塑造矫形器时,当小心防止尺侧歪斜。在使用金属铰链矫形器或线圈时,要对正关节轴,屈曲手指拉力应指向舟骨。

(5) 考虑肌肉形态随运动而产生的变化。

5. 患者的教育　患者需被告知下列内容:

(1) 矫形器可能带来的问题,如皮肤发红或皮肤刺激现象、疼痛,肿胀、过度的僵硬或麻木。

(2) 应注意避免暴露在高温的环境下。

(3) 如何清洁夹板。

(4) 何时戴夹板。

(二) 低温热塑材料矫形器制作的步骤

1. 取样　将患者的上肢(患侧或健侧)平放在一张白纸或透明胶布上,用笔贴着肢体描出其轮廓线,在关节的部位做记号标出。然后根据肢体轮廓线画出夹板的边线,一般夹板边线比轮廓线大。将已剪好的纸样画到低温热塑板材上,用强力剪刀或用刀将模样裁剪好,热塑材料在热水中稍加热后较易切割。

2. 加热、塑型　将板材在 70 ℃左右的恒温水箱中加热 0.5～1 min,待材料软化,用夹子或用钳取出,再用干毛巾吸干水滴,稍冷却一会儿到不再烫手后,立即放到患者身上塑型。为加快硬化成型的速度,可用冷水冲。对大夹板,必须用宽绷带松松地将夹板固定,以使夹板尽量合身。

3. 修整、边缘磨滑　用电吹风、电烙铁对不平整的部位和边缘加热,磨滑,注意温度不能太高。也可用特制的薄板材来修整、包边。

4. 加固　材料薄、强度低而受力大的夹板应加固。可采取两块材料加热软化后黏合(Orthoplast、Polyform 软化后有很强的自黏性),在两层材料之间加铝条、汽水吸管,边缘向外翻转等方法。

5. 安装附件　包括扣带、托架(outrigger)等。尼龙搭扣(Velcro)可用粘胶粘在夹板上,皮革和帆布制的固定带则用铆钉或加一层板材固定。托架是由钢丝、铝条、管型热塑材料等制造,将其夹在两层板材之间,或用铆钉固定。受力不大的小托架在夹板塑型后再安装,而较大的托架常在夹板成型前先安装。

第三章
假　　肢

导学

通过学习，应掌握假肢的基本概念、分类方法、临床装配，假肢对截肢的要求，截肢的适应证，截肢后的康复治疗；熟悉上、下肢假肢的定义、分类、基本构成、临床应用；了解假肢装配适合性检查、使用训练方法，假肢处方，肌电假手的信号检测和训练。

第一节　概　　论

一、概述

假肢(prosthesis)是用于替代整体或部分缺失或缺陷肢体的体外使用装置。

在欧洲一些历史博物馆内可以看到15世纪的假肢，当时的假肢是由制造铠甲的武器制造者制作的，故这些假肢都是由铁材料制成的。17世纪开始用木材制作假肢的接受腔，用金属制作假肢膝关节，完成了假肢制作的一次大飞跃。随着工业的发展，合金、丙烯酸树脂、不饱和聚酯、涤纶纤维、玻璃纤维和碳纤维等新型材料的应用，使现代假肢的性能显著提高。特别是在材料学、工程学发展的同时，在人体生物力学的启示下，提出了假肢解剖学的适合和动态、静态对线这两大假肢装配的基本理论，使假肢这门学科有了长足的进步。随着许多国家的社会保障事业发展，使假肢制造从一门古老的传统手工艺技术发展成为一门由现代工程技术(包括生物力学、高分子材料、精密机械、电子学、计算机技术等)与现代医学技术相结合的边缘性学科——假肢学，成为现代康复工程学的重要内容。

目前，许多发达国家和发展中国家都已经建立了比较完整的假肢服务体系。装配假肢仅仅是截肢者康复的一部分，现许多假肢制作单位开设了康复门诊、理疗、体疗、功能训练等项目，配合假肢的装配。而各个医院也相继设立了假肢矫形科，这就将截肢者的综合康复向前推进了一大步，从而使假肢的功能得到更好的发挥。将假肢纳入综合康复的范畴，应当说，这是假肢概念的一大改变。

二、内容

(一) 截肢

截肢(amputation)是指基于疾病或意外而需要将部分肢体切除。接受截肢手术后,需佩戴假肢帮助行走活动,回复正常生活。20 世纪 90 年代国际标准组织参照解剖学称谓将截肢及假肢以骨骼位置命名,如小腿截肢、大腿假肢和膝关节离断假肢等。一般而言,下肢截肢者主要是支持和平衡功能障碍,如站立、行走功能障碍,而上肢截肢者主要是日常生活所需的功能障碍,如穿衣、梳洗、写字等功能障碍。

1. 假肢对截肢的要求　截肢是最古老的外科手术。近年来,随着生物力学基础理论的研究,生物工程学的发展,新材料、新工艺的应用,假肢制作技术水平的提高,截肢者康复的参与,尤其是假肢新型接受腔的应用,使传统的末端开放型插入式接受腔改变为闭合的、全面接触、全面承重式接受腔,它具有残肢承重合理、穿戴舒适、假肢悬吊能力强且不影响残肢血液循环等优点。为了适合现代假肢的良好佩戴和发挥最佳代偿功能,对残肢条件提出的要求是,残肢为圆柱状的外形、适当的长度、皮肤和软组织条件良好、皮肤感觉正常、无畸形、关节活动不受限、肌肉力量正常、无残肢痛或幻肢痛等。下肢截肢要求残肢必须达到能承重和行走的功能,Burgess 曾反复强调通过截肢手术必须要形成一个强有力的和动力型的残肢,将作为运动和感觉的终末器官。他的这个功能性残肢的概念是将残肢作为足一样的末端器官,假肢起到鞋的作用。因此,现代截肢技术也相应地作了改进,通过手术形成一种圆柱形残肢,其特点是:①将肌肉在截骨端远侧切断,形成肌肉瓣,并将肌肉瓣与骨端缝合固定,称肌肉瓣固定术。其使肌肉形成了新的附着点,防止了肌肉在骨端的滑移和回缩。②将相对应的肌肉瓣互相缝合,使截骨端完全被覆盖包埋,称为肌肉瓣成形术。其使肌肉可继续行使其生理功能,减少了废用性肌萎缩,且避免形成圆锥形残端,这样的残肢就能充分满足全面接触式接受腔的装配要求。③神经残端的处理是用丝线结扎,结扎后的神经断端就被神经外膜封闭,故限制了神经纤维的生长,避免了神经瘤的形成。

2. 截肢的适应证　因疾病或外伤导致肢体血运丧失,且不可能重建和恢复时是截肢手术的唯一绝对适应证。常见的截肢原因有:

(1) 外伤性截肢:在我国因外伤而截肢者仍占截肢原因的首位,目前截肢手术也仍然是骨科处理严重肢体外伤的一种方法。要严格掌握截肢手术的适应证,只有外伤肢体确实无法修复存活时,才是外伤性截肢的绝对适应证;或者存活后无实用功能,给患者生活和工作带来不良影响,并且还不如截肢后安装假肢的功能好时,这才是截肢手术的适应证。

(2) 血管病性截肢:血循环障碍、周围血管疾病导致肢体血运障碍,引起肢体坏死或溃疡、感染久治不愈无法治疗者,需要截肢。

(3) 肿瘤截肢:肢体发生恶性肿瘤,一经确诊后,须尽早截肢,以免延误治疗或危及患者生命。少数良性肿瘤,侵犯范围较广,造成肢体无功能者,亦应考虑截肢。

(4) 血液循环障碍性疾病:如糖尿病性的血管病变使足的血运障碍,糖尿病性的周围神经病变使足的神经营养和感觉障碍,最后导致足溃疡、感染、坏死。

(5) 先天性畸形截肢:先天发育异常的无功能肢体,或者先天肢体发育异常而影响美观和功能者,可以通过截肢手术、早期康复和安装假肢来改善功能。

(6) 感染性截肢:严重感染威胁患者生命,如气性坏疽或因感染久治不愈导致不可修复的肢体功能障碍。

(7) 神经性疾病:由于肢体神经病变,引起肢体运动、感觉和皮肤神经营养障碍,最后导致肢体溃疡、感染、坏死,久治不愈者应考虑截肢。

3. 截肢后的康复治疗

(1) 压力疗法

1) 软绷带包扎技术:截肢术后为了防止局部出血及尽量减少残端肿胀,一般均需要将残肢进行加压包扎,通常是用大量吸水纱布、棉垫加压包扎,也可用弹力绷带加压。其优点是患者较为舒适,伤口容易观察。其缺点是对限制术后残肢肿胀的效果不理想,使残肢成熟定型的时间延长。

2) 硬绷带包扎技术:为了更好地控制截肢术后残肢肿胀,手术后可以用石膏包扎残肢,且适当地给予加压。它既对减少术后残端肿胀有效,又可以将残肢固定在合理的体位,如小腿截肢后,可用石膏绷带将膝关节固定在伸直位。一般石膏绷带包扎的时间为 2～3 周,其缺点是不便于观察患肢的血运情况。

(2) 物理疗法:术后早期残肢物理治疗,可采用石蜡疗法、电频疗法、红外线疗法等。目的是改善血液循环,减轻或消除残肢肿胀,促进淋巴回流,缓解因残肢肿胀所造成的疼痛,并消除瘢痕。

(3) 保持合理的残肢体位:为了预防残肢畸形,当残肢处于静止状态时,应保持合理的残肢体位。如膝下截肢者残肢的膝关节应尽量处于伸直位,尤其在坐位时更要注意;膝上截肢者残肢的髋关节应保持伸直位,且不要外展,以防止髋关节发生屈曲外展畸形。对肘下截肢者,静止时肘关节应保持在 45°屈曲位。

(4) 肌力及关节活动度训练:截肢术后 1～7 日以呼吸训练和健肢运动训练为主,拆线后进行残肢肌力训练和残肢就近关节活动度训练为主。

(5) 残肢皮肤耐力及弹性训练:用毛刷摩擦皮肤、用手扯皮,使皮肤耐磨和弹性增强。

(6) 减轻患肢感或患肢痛的训练:用手抚摩残肢皮肤及拍打残肢末端,让患者适应残肢的感觉,在心理上接受截肢事实。

(7) 残肢定型训练:拆线后用弹力绷带"8"字形缠绕残肢,一般缠 3～5 h 后放松 5～10 min,24 h 缠绕。

(二) 假肢的分类

按照不同的分类方法假肢的分类可概括为以下六种。

1. 按结构分类

(1) 壳式假肢:亦称外骨骼式假肢,由制成人体肢体形状的壳体承担假肢外力。特点是结构简单,但表面为硬壳,易损伤衣、裤。

(2) 骨骼式假肢:亦称内骨骼式假肢。其特点是假肢的中间为类似骨骼的管状结构,外包海绵物,最外层覆盖肤色袜套或人造皮,外观较好,穿着时不易损伤衣、裤,调整假肢对线也容易,但结构较复杂。

2. 按安装时间分类

(1) 临时假肢:用临时接受腔和假肢的一些其他基本部件装配而成的简易假肢一般用于截

肢的早期康复，为促进残肢定型之用。

(2) 正式假肢：为正常长期使用而制作的完整假肢。

3. 按驱动假肢的动力来源分类

(1) 自身力源假肢：又称内动力假肢，如用钢索牵动的前臂假肢。

(2) 外部力源假肢：又称外动力假肢，如采用电动、气动机构成为力源的假肢。

4. 按假肢组件化情况分类

(1) 组件式假肢：这是由单元化标准组件组装而成的假肢。这类产品已实现工业化大生产，装配方便、快捷，产品质量好，价格相对低，也便于维修，是现代假肢发展很快的品种。

(2) 非组件式假肢：与组件式假肢相反，这是由非单元化标准组件组装而成的假肢。

5. 按假肢的主要用途分类

(1) 装饰性假肢：如装饰性假手。

(2) 功能性假肢：如功能性假手。

6. 按假肢的制造技术水平分类

(1) 传统假肢：这是指应用一般金属(钢、铝)、木材、皮革等传统材料与技术制造的各种假肢，其接受腔多为开放式的，假肢比较重，但一般都比较耐用，价格也便宜。

(2) 现代假肢：主要是指应用现代塑料材料制造的各种假肢，假肢接受腔都要求是密闭、全面接触、全面承重的，假肢功能好，比较轻，外观好，但是一般价格比较贵。

7. 按截肢部位来分类

(1) 上肢假肢：部分手假肢、腕关节离断假肢、前臂假肢、肘关节离断假肢、上臂假肢、肩部假肢。

(2) 下肢假肢：部分足假肢、赛姆假肢、小腿假肢、膝关节离断假肢、大腿假肢、髋关节离断假肢。

(三) 假肢的临床装配

截肢患者的假肢装配不应简单的只由假肢制作师的制作而宣告完成，其理想的技术合作方式应是康复协作组的形式，并强调截肢者参加协作组的重要性。当残肢已能够塑型和已经制订了预备性或确定性假肢的处方时，开始进入假肢装配阶段，这个时期一直持续到完成假肢的使用训练为止。

不是所有的截肢者都适合装配假肢，一个截肢者装配假肢的条件是有足够的心血管能力储备和充分的愈合、皮肤覆盖、关节活动度、肌力、运动控制，以及对获得有用的假肢功能的学习能力。

截肢者装配假肢前应决定假肢装配的目的，假肢可以侧重于功能或美观，或者两者兼而有之。假肢可以代替功能但不可能完全代替被截去的那部分肢体的功能，根据装配的目的假肢可被设计成满足特殊职业的、娱乐的或者社会活动等多种需求的。康复治疗组对将要使用的假肢进行日常生活活动和职业的、非职业的活动进行评价。在儿童的病例中，假肢通常要随其正常发育而进行改进。

决定是什么时候装配假肢非常重要。上肢截肢后 30 日被看作为“黄金时期”，而下肢假肢装配时间争议更多，但由于绝大多数下肢截肢是作为外周血管疾病并发症的结果发生的，故应按截肢位置最初的伤口愈合情况决定假肢装配的时间。

第二节 上肢假肢

一、概述

上肢是人们从事日常生活活动和劳动的重要器官，上肢任何部位的丧失，都会给截肢者造成生理上、生活上、工作上的障碍，尤其是双侧上肢截肢。对上肢假肢的要求首先是最大程度地恢复手和前臂的主要功能而达到生活自理，其次是弥补外观上的缺陷。

二、内容

(一) 定义

上肢假肢(upper limb prosthesis)是用于替代整体或部分上肢的假肢。在假肢技术领域中，上肢假肢具有特殊的意义，其经过训练，可以从功能上和外观上代替人手，使截肢者恢复一定的生活自理和工作能力。

(二) 上肢假肢的分类

按照性能、结构和动力将上肢假肢分为被动型上肢假肢和主动型上肢假肢。

1. 被动型上肢假肢　这是指假肢的功能部件如手部装置、腕关节和肘关节等不能主动运动而只能被动地运动。目前被动型上肢假肢又可分为装饰性上肢假肢和被动型工具假手两类。

(1) 装饰性上肢假肢：又称美容手，是为了弥补上肢外观的缺陷，以恢复人手外观为主要目的，而无实际功能。这种假肢只注重肢体外观形状的逼真，其特点是穿戴简便、结构简单、质量轻、价格低等。该类假肢可以起到外观装饰和平衡身体的作用，但不具备从事日常生活自理和劳动的能力。现代装饰假手多以金属、塑料海绵为骨架，外套装饰性手套制成。装饰手套通常采用聚氯乙烯乳液树脂(PVC)或硅橡胶制成，其外形、肤色、指纹都近似于健手。

装饰性上肢假肢适用于所有上肢截肢部位的患者，多用于截指、经掌骨截肢、肩关节离断、肩胛带切除后患者和难以应用主动型上肢假肢的截肢患者。

(2) 被动型工具假手：这是为了从事某种专业性工作或为满足日常生活专用动作需要而设计制造的代手工具。这种假手不一定有正常人手的外形，只是代偿了手的功能，其结构简单、坚固、实用，没有牵引装置、价格低廉。被动型工具假手完成动作时，需要借助另一只手的帮助才能完成动作，一般对单侧上肢截肢者比较适用，且对截肢者独立工作能力的恢复有很大帮助。

2. 主动型上肢假肢　其功能部件能够主动运动，根据主动运动的动力来源不同，可分为自身力源上肢假肢、体外力源上肢假肢和混合力源上肢假肢。

(1) 自身力源上肢假肢：这是指截肢者通过自身运动提供操作、控制假肢功能部件运动所需动力的假肢。目前主要有索控式上肢假肢和主动型工具假手。

1) 索控式上肢假肢：又称为功能性假手或机械手，是一种具有手的外形和基本功能的常用假手，在上肢假肢中应用最多。索控式上肢假肢是一种典型的自身力源上肢假肢。

索控式假手可分为随意张开手和随意闭合手两类。随意张开手的常态时，是拇、示、中指处于捏取位，通过牵拉牵引索使手张开，依靠弹簧的扭力使手指闭合。这类假手结构简单，持物时不用持续地用力，但截肢者不能控制握力大小。随意闭合手的常态时，是手处于自然张开位，通过牵拉牵引索闭合假手、取物。这类假手握力可由截肢者自己控制,但结构复杂,手也不能开大。我国目前多用随意张开手式的索控式假手。

牵引索的动力多来自截肢者双侧肩关节与肩胛带运动中对肩带的牵拉。前臂索控式上肢假肢多采用"8"字形背带,其操纵方法是前屈双肩牵拉背部牵引线即可完成开手动作。肘关节离断假肢和上臂假肢多应用"8"字形背带、双重控制方法。这种假肢的操作方法是,首先是前屈双肩牵拉背部的牵引索并屈肘到需要的角度,然后下沉残侧肩部牵拉上臂前面的牵引索锁住肘关节,当肘关节被锁住后再次前屈双肩牵拉背部牵引索则可以完成开手动作。

2) 主动型工具假手:又称钩状手,是一种实用型工具假手,也是一种自身力源上肢假手,其控制原理与索控式上肢假肢相似,也是通过牵引索控制手指钩的开闭。与索控式上肢假肢不同的是没有手的外形,而是呈可分开的钩状。主动型工具假手在夹取、钩取物体的性能方面都超过普通索控式上肢假肢,具有较好的取物功能、结构简单、耐用、价格低等特点,对于上肢截肢者、成人双上肢截肢者的独立生活、劳动和就业能力的恢复有很大的价值。

(2) 体外力源上肢假肢:其采用电动、气动等体外动力装置来驱动上肢假肢功能部件的运动,克服了索控式上肢假肢用牵引索操纵假肢的困难。目前,体外力源上肢假肢主要有电动假手和气动假手等。

1) 电动假手:其以可重复充电的高效能电池为电源,以微型直流电机为驱动力,通过机械减速和传动装置驱动假手的张开、闭合。按照控制方式的不同,电动假手通常可分为机械开关控制和肌电信号控制等。

机械开关控制电动假手是用身体关节微小动作按压微动开关或牵引拉线开关来控制假手的开闭。这类假手的电子电路比较简单,成本较低,但仍需要自身先触动开关才能驱动假肢。作为一种中档假肢,可用于前臂、上臂,有时单独使用,有时与索控式上肢假肢或肌电控制假手混合使用。

肌电控制假手,简称肌电手,其基本原理是利用残存的肌肉收缩所产生的肌电信号经皮肤电极引出,再由生物放大器放大后控制微型直流电机运转,驱动手的开合、腕关节的旋转、肘关节的屈伸。肌电控制假手主要适用于前臂截肢,残肢肌肉收缩时有满意的肌电信号者使用。一般肌电控制假手要求在假肢训练中,残肢放大后的肌电控制信号大于 40 mV,同时其拮抗肌产生的干扰信号不应超过 20 mV。肌电控制假手的优点是开、闭手的随意性好,去除了复杂的背带、牵引索系统,能够开、闭手的位置范围扩大了,并提高了实用价值。缺点是价格贵,维修费用高。

2) 气动假手:其是以压缩气体为动力源的外部动力手,是将压缩成液态的二氧化碳气体装在便于携带的钢瓶内,通过管道与手部装置连接,依靠患者的关节运动控制微动气阀,利用气压推动假手运动。这种假手比电动假手结构简单,执行机构可靠、作用力大。其缺点是控制性能不及电动假手,携带和补充液态气源较为麻烦。对于上肢高位截肢患者来说,气动假手是一种有发展前途的外部动力假手。

(3) 混合力源上肢假肢:其是指同时采用自身力源和体外力源控制的上肢假肢。假手的动作由肌电控制,肘关节的运动用背带控制,是由自身力源和体外力源共同发挥作用。混合力源上肢假肢主要用于上肢高位截肢患者。

(三) 上肢假肢的基本构成

上肢假肢是由两个部分组成,一部分为由专业假肢工厂生产的上肢假肢功能部件,而上肢假肢的先进性主要由假肢功能部件来决定，只有不断研究制造出先进的功能部件，才能满足上肢截肢患者对上肢假肢功能上的康复要求，目前常用的上肢假肢功能部件有手部装置、腕关节、肘关节和肩关节；另一部分为专业假肢技师制作的接受腔、悬吊装置和控制系统，这一部分制作的优劣对上肢截肢患者穿戴假肢的舒适程度和上肢假肢的功能发挥起着关键的作用。

1. 手部装置(terminal device)　这是代偿手部的外观和功能的假肢部件，种类较多。

(1) 装饰性上肢假肢的手部装置：其主要是替代失去手部外形的手部装置，由机械手架、内手套和美容手套组成。

(2) 索控式上肢假肢的手部装置：与索控式上肢假肢相配的假手有不同的结构，如随意张开式(常闭式假手)和随意闭合式(常开式假手)。

(3) 工具型假肢的手部装置：其种类繁多，通过一个连接件与工具型上肢假肢灵活、方便、快速地连接。

(4) 体外力源上肢假肢的手部装置：其分为电动手或电动夹，通过特殊的腕关节与前臂实现机械和电气连接，用于肌电控制假肢。

2. 腕关节　上肢假肢的腕关节是手部装置与前臂连接的部件。正常人的腕关节可以完成掌屈、背伸、尺侧外展和桡侧外展四种动作，故在设计上肢假肢的腕关节机构时，应首先考虑代偿这些功能，其次前臂截肢者还丧失了前臂的旋前、旋后动作的功能，也要由腕关节机构来代偿。但到目前为止，所设计的腕关节以代偿腕部的屈伸和旋前、旋后功能为主。

(1) 装饰性上肢假肢的腕关节：其种类比较多，主要类型有带螺栓的连接器、带内螺栓的连接器、屈曲连接器、滚花旋盘、木制腕接头。

(2) 索控式上肢假肢的腕关节：其也有各种类型，带双头螺栓的各种固定可将假手与不同的腕关节相连，而腕关节又与前臂筒式接受腕相连。主要类型有摩擦式腕关节、快换式腕关节、门向式腕关节、屈腕式腕关节和旋腕式腕关节。

(3) 体外力源上肢假肢的腕关节：带连接器和同轴插座的腕关节将快换式电动手或电动夹与前臂筒连接起来，这种结构允许将前臂被动调整到所要求的旋前、旋后位置，手部装置可以随时互换。适用于作为中等长度前臂残肢的旋腕装置，其将具有主动旋前和旋后功能残肢的旋转运动机械性地传递到电动手或电动夹上。

电动旋腕装置借助电机使电动手或电动夹做旋前和旋后运动，有两种不同的部件可控制电动旋腕装置，旋腕控制装置可用于残肢的旋转运动，四通道控制系统的肌电信号既可控制旋前、旋后动作，也可控制手部装置的动作。电动旋腕装置适用于除了前臂残肢外的所有长度的残肢。电动旋腕装置被装入前臂筒中，它与手部装置快换接头之间建立起机械性和电性连接。装置的功能活动受旋转控制装置或四通道控制系统操纵。

3. 肘关节　上肢假肢的肘关节用于肘关节以上截肢的患者，肘关节结构是上肢假肢重要的部件。正常人的肘关节是一种复合关节，肘关节主要完成屈曲和伸展动作，同时肘关节屈曲时前臂的旋转也起很大作用。因此，在设计上肢假肢的肘关节机构时，应首先考虑代偿屈曲功能，使前臂筒做屈曲动作，同时又能以最小的力使肘部在任何伸臂位置上固定。到目前为止，所设计的肘关节以代偿肘部的屈伸功能为主，用于装饰性和索控式上肢假肢中，通常采用肩带来控制肘关节机构。

(1) 装饰性上肢假肢的肘关节：其常用的是一种单轴式机构，有带锁和不带锁之分，每种关节又可分为组件式或塑料外壳式。

(2) 索控式上肢假肢的肘关节：其常用类型有索控式单轴肘关节和铰链式肘关节。

(3) 工具型铰链肘关节：工具型前臂假肢多采用双轴式的支条铰链肘关节，特点是容易屈曲。

(4) 电动开关控制或肌电控制肘关节：利用电机动能或残肢肌电信号放大控制肘关节。

4. *肩关节* 上肢假肢的肩关节用于肩关节离断假肢和上肢带摘除患者，可连接肘关节与肩部接受腔，主要代偿肩部的屈曲、外展功能。

(1) 装饰性上肢假肢的肩关节：其主要类型有普通肩关节、万向肩关节和外展肩关节。

(2) 索控式上肢假肢的肩关节：上述装饰性上肢假肢的肩关节也可用于索控式上肢假肢中，也用于上肢带摘除患者。主要类型有隔板式肩关节和万向球式肩关节。

5. *上肢假肢的接受腔* 接受腔(socket)是假肢上用于容纳残肢、传递残肢与假肢间的作用力、连接残肢与假肢的腔体部件，需因人而异，而假肢的质量很大程度上取决于接受腔。

上肢假肢接受腔就是指臂筒中包容残肢的部分，是人体上肢残肢部分与假肢连接的界面部件，是人机系统的接口，对悬吊和支配假肢有重要作用。上肢假肢接受腔对假肢的适用性能有关键性的影响。因此，对接受腔的基本要求是必须与残肢很好地适合，并要符合运动解剖学的要求。

6. *上肢假肢的悬吊装置和控制系统* 悬吊装置亦称固定装置，固定牵引带分为背带、悬吊带等各种带状装置。控制系统主要指在自身力源假肢中，利用残肢肌电信号、微动开关或声音控制上肢假肢动作的系统。在索控式上肢假肢中很难将悬吊装置和控制系统分开，如背带就是用于悬吊上肢假肢穿戴于肩部、胸廓等处，并将上肢区域及躯干的动作转换为绳索牵引力以控制假手动作。从上述定义可以看出，背带既起到悬吊固定假肢的作用，又有牵引的功能。

(1) 上肢假肢的悬吊与固定：作为上肢假肢组成部分的背带及控制索系统是将假肢与截肢者身体相连接，并操纵假手及关节运动的结构，其功能有悬吊假肢、操纵假手装置的开合、肘关节的屈曲、肘关节的锁定四个方面。

上肢假肢在穿戴时要受到假肢自重和所提携物品所产生的向下拉力，必须通过必要的接受腔结构或附加的固定装置来实现假肢的悬吊。同时，还必须克服假肢接受腔与残肢之间的相对旋转和侧向运动，使截肢者能够利用残肢良好地操纵假肢的各种动作。概括而言，上肢假肢的悬吊可以通过以下两方面的机制来实现。

1) 悬吊带系统：悬吊带系统包括背带、肩背带、上臂背带、围箍、围档等皮革带，这是传统上肢假肢的悬吊固定方法，迄今仍在相当一部分上肢假肢中应用，只是材料、结构和形式都在不断改进。

2) 利用残端的解剖结构：即接受腔依靠对肘关节、肩关节、肩胛带的包容实现悬吊固定。

(2) 控制索系统(control cable system)：是指在索控式上肢假肢中，连接于上肢假肢背带与肘关节或手部装置之间，能有效地传递上肢区域或躯干动作的绳索系统整体。控制索功能执行情况取决于肩胛带的活动度、残肢的条件和肌力的状况，接受腔要依靠背带悬吊于肩胛带上，可分为以下系统。

1) 单式控制索系统(single control cable system)：是用一根绳索进行单一控制的系统，其代表性的系统是索控式前臂假肢的手部装置操纵系统。前臂假肢的牵引带没有弹性，是通过控制索来控制手部装置的开闭。

2）复式控制索系统（dual control cable system）：是用一根绳索起到两个控制功能效果的控制系统，一般用在索控式肩部和索控式上臂假肢上，用来操纵肘关节的屈曲和手部装置的开闭。

3）三重控制索系统（triple control cable system）：是采用三组单式控制索控制上肢假肢的系统，如直接式肩胛离断假肢是通过肩胛带的运动带动背带来分别控制手部装置、屈肘和锁肘。

4）钢丝套索（Boeden cable）：即鲍登索，是索控式上肢假肢中用于传递动作的部件，由易弯曲的钢丝缆索和包覆在外部的金属软套管构成，类似于自行车线闸的带弹簧套管的钢丝套。其特点是牵引力的传递效率高；能将假肢可靠悬吊固定在残肢上；截肢者佩戴后舒适，无压痛或不适；操作方便，力求减少操作使用时对衣袖的磨损；为操作假肢提供力源。

（3）背带的选择与制作：需因人而异，除了考虑能充分发挥残肢的残存功能外，还应综合考虑截肢者的既往习惯、性别、职业差异。同一种假肢，往往有不同形式的背带，单一化会给部分患者造成操作假肢的困难。因此，必须根据各个截肢者的不同情况，如肌力、操作能力、耐受性来修改设计方案，直至截肢者能满意地操纵假肢为止。

三、临床应用

（一）常用上肢假肢

1. 部分手假肢

（1）截指和经掌骨截肢假肢：这类截肢患者多保留了腕关节和前臂旋转功能，而全部或部分丧失了手取物的基本功能，临床上数量最多，情况也最复杂，还常并发残留手指的各种畸形和功能障碍。对这类截肢者装配假手指的原则是装配假手应更好地代偿失去的功能，而不应妨碍残手功能的发挥。许多残手不但残留一定的对掌捏、抓握、钩状抓握功能，还残留有良好的皮肤感觉，如果装配了装饰手指而妨碍或者牺牲了良好的功能是不恰当的。当拇指或其他四指（特别是示、中指）截肢后装配相应的对掌物是十分必要的，见图3－1、图3－2。

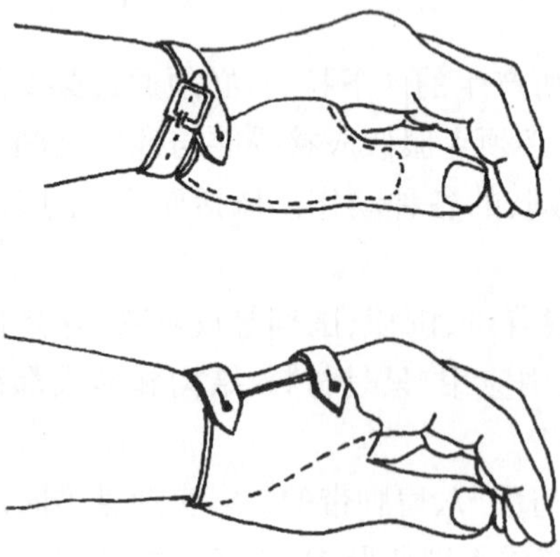

图3－1 假拇指

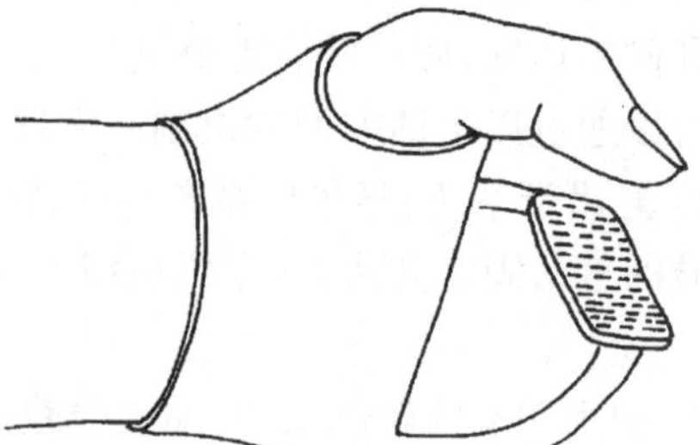

图3－2 四指切除后的拇指对掌物

（2）掌指截肢假肢：这是一种特殊假手，适用于第一腕掌离断并发经掌骨远侧截肢而腕关节功能良好的患者。这种假肢的手部有多轴连杆系统构成，依靠患者的伸腕、屈腕运动为动力来完成开手、闭手动作。亦可安装掌部截肢钩状假手，其控制方法同索控式腕关节离断假肢。这种假手功能良好，但外观较差，见图3－3、图3－4。

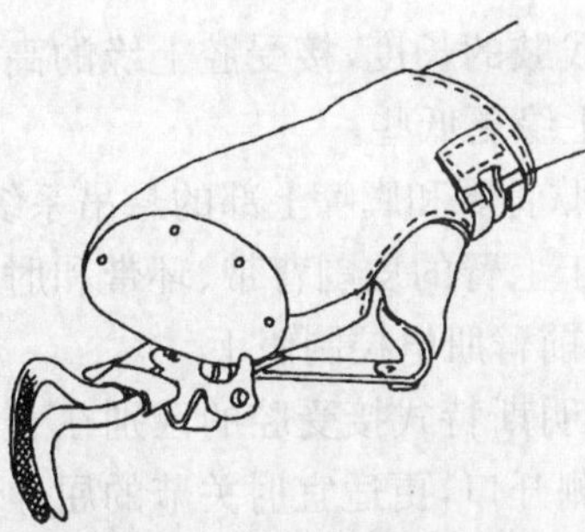

图 3-3 掌部截肢钩状假手

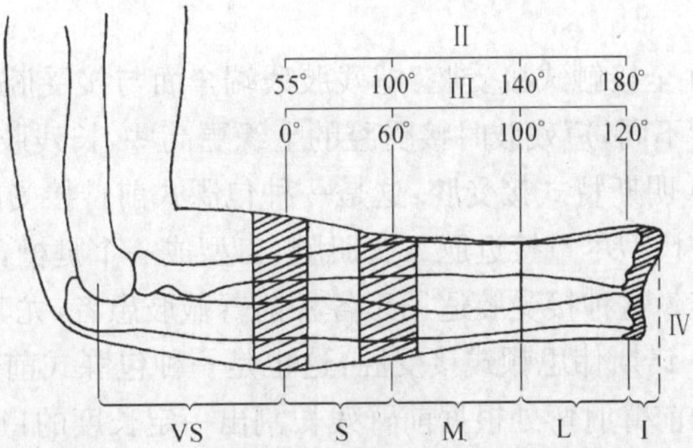

图 3-4 前臂截肢长度与残余旋转角度关系

Ⅰ:腕关节离断 Ⅱ:正常人旋转的角度 Ⅲ:截肢者残留的旋转角度

Ⅳ:极短 VS:极短 S:短 M:中 L:长

(3) 掌骨截肢肌电控制假肢:这种肌电假手悬吊依靠腕端膨大,接受腔比腕关节离断假肢更短,腕关节有铰链部装置连接,不会影响接受腔自然伸屈和前臂自然旋转,由肌电控制手指,其功能强于其他类型的前臂肌电控制假手。这种假肢适用于截肢部位在手掌靠近腕关节处,失去了五个手指,腕关节功能仍然完好的残肢患者,又称半掌肌电手。

2. 腕关节离断假肢 适用于腕关节离断或前臂残肢过长的截肢患者。由于腕关节残肢远端膨大,腕关节离断假肢接受腔的上缘可能采用低于肘关节、高达肘下的全接触式接受腔,以保证残肢的稳定悬吊。其不需采用背带等悬吊装置,且不会限制假手的旋前及旋后运动。腕关节离断假肢有以下几种结构类型。

(1) 装饰性腕关节离断假肢:其外臂筒构成假肢的外形并与装饰性美容手连接,美容手套在外形、色泽上都与正常手相似,使得假肢更逼真。装饰性腕关节离断假肢的特点是质量轻、操纵简便,但只具备有限的被动功能,可作为辅助手。这种假肢特别适用于那些放弃佩戴功能性假肢的腕关节离断患者。

(2) 索控式腕关节离断假肢:又称为机械手,由机械手头、前臂接受腔和开手的牵引索控系统构成,借助肩背带来完成假手的抓握运动。由于残肢保留有较好的前臂旋转功能,故可用残肢直接带动假手做旋前和旋后运动,高达肘下的全接触式接受腔通过残肢远端的膨大部分就足以保证残肢的悬吊稳定性,且不妨碍其旋前、旋后运动,但必须佩戴背带控制系统来控制手部装置的功能活动。其外臂筒构成假肢的外形并与手部装置相连接。这种假肢适用于需要佩戴功能性假肢而不能佩戴肌电假肢的腕关节离断患者。

(3) 肌电控制腕关节离断假肢:其依靠电极传导的肌电信号来控制假手的功能活动,电极弹性地悬挂在接受腔内。其外臂筒构成假肢的外形,导线、电极和可充电电池都装在接受腔内,臂筒与电动手或电动夹相连。这种假肢适用于装配功能性假肢,且有足够的肌电信号来控制电动手的腕关节离断的患者。

3. 前臂截肢假肢 适用于残肢长度为前臂长度 1/4~4/5 的前臂截肢患者。

(1) 接受腔:制作前臂假肢接受腔时应考虑悬吊机制、前臂的旋转功能和稳定的适配性等几方面的因素,常见的前臂接受腔有以下几种形式。

1) 插入式接受腔:适用于残肢比例为前臂长度 11/20~4/5 的截肢患者。依靠较大面积的残肢与接受腔的接触面,可稳定悬吊和控制系统,且避免了包容肘部而妨碍残肢旋转功能的利用。

2）全接触式接受腔：即残肢残端全面与接受腔接触。根据残肢的长度，接受腔上缘的高度则有所不同，短残肢时接受腔的上缘更高些，长残肢时接受腔的上缘更低些。

3）明斯特式接受腔：这是一种包髁式前臂接受腔，采用包容肱骨髁和鹰嘴上部的悬吊系统，接受腔口型尽量接近肱二头肌腱，口型成一个腱槽，可省去固定于上臂的皮围背带、环带和肘关节铰链。这种接受腔适用于各种前臂截肢患者，尤其适用于安装前臂肌电控制假手。

4）诺斯伟思顿式接受腔：这也是一种包髁式前臂接受腔，与明斯特式接受腔的区别在于接受腔的前臂肘弯处根据前臂残长割出一定长度的口型。由于前侧开口，更适宜肘关节的屈伸动作。且其髁部的包容性和弹性更大，适用于中残肢、长残肢患者。

（2）背带及控制索系统：这是由背带、上臂围箍、肘关节铰链和开关单式控制索构成，固定在上臂的围箍和与之相连的肘关节铰链，主要起到固定前臂和较短残肢假肢的作用。背带和牵引索构成力的传递系统，有以下几种形式。

1）前臂“8”字背带：这是用于前臂假肢的一种背带。因固定于健肢侧腋窝的环带交叉于背部而使背带呈“8”字形而得名。“8”字形背带通常采用 2.5 cm 宽的涤纶带制成。

2）前臂“9”字形背带：这是用于前臂假肢的一种背带。因固定于健肢侧腋窝部的环带与控制索相连接而使背带呈“9”字形而得名。

（3）装饰性前臂假肢：其通过包肘全接触式接受腔固定在残肢上，臂筒构成假肢的外形并与假手相连接，装饰手和被动型假手借助不同的腕关节连接到前臂上。外形和色泽都近似于正常人手的美容手套使假手更加逼真。装饰性前臂假肢质量轻，操作简便，但只具备有限的被动功能的特点，可作为辅助手。这种假肢适用于不同截肢平面的前臂残肢，特别适用于放弃穿戴功能性假肢的截肢患者。

（4）索控式前臂假肢：其由机械手、腕关节结构、残肢接受腔和牵引索构成。这种假肢的接受腔多用塑料制作，腕关节机构可以被动地屈伸和旋转，也可用肩背带完成假手抓握动作。外臂筒构成假肢的外形，通过不同的腕关节与手部装置形成可拆式连接。索控式前臂假肢与体外力源假肢相比具有质量轻的优点，但必须佩戴背带来控制手部装置的功能活动，从而影响穿戴的舒适性。这种假肢适用于不同截肢平面的前臂残肢，特别适用于不能佩戴肌电控制假肢的截肢患者。索控式假肢的腕关节也有各种类型，常用的有。

1）摩擦式腕关节：这是通过旋紧手部装置螺栓，利用其产生的摩擦力防止手部装置旋转的腕关节。

2）快换式腕关节：其带有卡槽反锥机构，可迅速更换手部装置的腕关节，在手部装置上装有专用连接头。

3）万向式腕关节：其采用球面结构，可将手部装置在半球面任意位置上固定。

4）屈腕式腕关节：其采用手动方式被动屈曲，可选择 2～3 个角度位置随意锁定。

5）旋腕式腕关节：其利用前臂的回旋动作使手部装置随意锁定。

（5）体外力源前臂假肢

1）电动前臂假肢：其以微型电机为腕关节或手部装置的动力，通过残存的前臂进行控制。

2）肌电控制前臂假肢：其依靠由皮肤电极引出的肌电信号来控制假手的功能活动，旋前、旋后运动可由不同的机械结构来完成。肌电控制假肢的能源是由一个装在假肢接受腔里的可充电电池供给。

肌电控制前臂假肢由一个肘全接触式接受腔和一个树脂积层成型的外臂筒构成，借助腕关节假肢上部与电动手相连。体外力源假肢的腕关节是一种带连接器和同轴插座的腕关节，它将快换式电动手或电动夹与前臂筒连接起来，可被动调整到所要求的旋前、旋后位置，手部装置可以随时互换，这种假肢适用于要求佩戴功能性前臂假肢且有足够强的肌电信号来控制手部装置的前臂截肢患者。

4. 肘关节离断假肢　适用于肘关节离断和上臂截肢残肢长度大于上臂长度85%以上者。肘关节离断者不但丧失了手、腕关节，而且丧失了肘关节，故恢复功能更困难。这种假肢手部、腕关节机构选择同于前臂假肢，接受腔可用皮革或塑料制成。皮革接受腔前方开口、系带，塑料接受腔内置塑料海绵内接受腔，以便穿戴。由于肱骨髁大，可以辅助悬吊假肢和控制假肢的旋转。由于残肢过长，缺少空间，而不得不采用带锁的侧方肘关节铰链。多使用“8”字形肩带辅助悬吊假肢，用双重控制索控制肘和肘索、手。肘关节离断假肢有以下几种结构类型。

(1) 装饰性肘关节离断假肢：其上缘在肩下的全接触式接受腔借助髁部残肢末端的膨大部分可以保证假肢的稳固悬吊，且不妨碍肩关节的活动。外臂筒借助侧支条与假肢前臂相连接，铰链关节可自由运动或由线闸操纵。

装饰手或被动型假手可借助不同的腕关节与前臂相连接。外形、色泽都与正常手相似的美容手套构成假手的外形，使假手具有逼真的外形。装饰性肘关节离断假肢具有质量轻、操作简便等特点，但只具备有限的被动功能，可作为辅助手。这种假肢适合于肘关节离断的截肢患者，尤其适合于那些放弃佩戴功能性假肢的肘关节离断截肢患者。

(2) 索控式肘关节离断假肢：其手部、腕关节采用前臂假肢相同的机构，前臂筒多用塑料制成，上臂接受腔用合成树脂积层成型，肘关节采用被动式侧面带锁的铰链，可使肘关节被动地固定在数种屈肘位上，假肢的功能活动是借助残肢的运动及肩胛带牵引索来完成的，其三重控制索分别控制手部装置、屈肘和锁肘。

上缘在肩下的全接触式接受腔借助髁部残肢末端的膨大部分可以保证假肢的稳固悬吊作用，且不妨碍肩关节运动。系列假手或钩状手可作为手部装置，借助于不同的腕关节与前臂相连，且可互换。索控式肘关节离断假肢与体外力源假肢相比，具有质量轻的特点，但必须佩戴背带以控制手部装置和锁肘功能活动，从而影响穿戴的舒适性。这种假肢适合于要求穿戴功能性假肢而有肘关节离断的患者，尤其适合于不可能佩戴肌电控制假肢的患者。

(3) 混合力源肘关节离断假肢：其采用自身力源和体外力源共同作用，接受腔形式同索控式肘关节离断假肢。外臂筒包住电极和导线，电极弹性地悬吊在接受腔内，并借助单轴关节支条与假肢前臂相连接，铰链可自由运动或用线闸控制。肘关节靠肩背带来驱动，屈肘和锁肘功能活动受肩带控制。而假手的功能活动受到肌电信号的控制，接受腔部和手部装置与前臂假肢相同，且可互换。这种假肢适用于要求佩戴功能性假肢且有足够强的肌电信号来控制电动手或电动夹的肘关节离断的截肢患者。

5. 上臂假肢　适用于上臂截肢患者。上臂假肢一般由一个包裹肩部、带背带的全接触式接受腔和一个树脂积层成型的外臂筒组成，外臂筒通过肘关节与假肢远侧部件相连。

(1) 上臂假肢的接受腔：一般要求包住肩峰，采用全接触式，除了与残肢全面接触外，还要求具有自身悬吊功能，肩关节的运动不受限制。其上缘高度随残肢长度不同而不同，残肢越短则接受腔的上缘越高。上臂短残肢其上缘至少要包住肩峰 2.5～4 cm，腋窝部分接受腔的壁尽可能抬高。上臂中、长残肢接受腔的上部要略低于肩峰，以免影响肩关节的外展功能。

(2) 上臂假肢的背带及控制索系统：由背带的控制索构成，该系统主要实现控制手部装置的开闭、前臂的屈曲运动、肘关节的闭锁及解除的功能，是通过利用肩胛带和上臂残肢的运动来带动背带及控制系统实现上述功能。肩背带的形式及其操纵比较复杂，式样较多，多由采用两根控制索的二重控制系统，其中一根同时控制开手和屈肘，另一根控制肘关节的松锁和伸肘。也有采用两根控制索的三重控制系统，分别控制开手、屈肘和伸肘。

(3) 上臂假肢类型

1) 装饰性上臂假肢：其全接触式接受腔借助一根背带悬吊于肩胛带上。外臂筒通过肘关节与假肢前臂相连。装饰手或被动型假手作为手部装置使用，借助于不同的腕关节固定于前臂上，外形与色泽都近似正常人手的美容手套使假手具有逼真的外形。肘关节常用一种单轴式机械机构，有带锁和不带锁之分，每种关节又可分为组件式或塑料外壳式。装饰性上臂假肢具有质量轻、操作简便的特点，但只能被动运动，可作为辅助手。这种假肢特别适用于放弃穿戴功能性假肢的上臂截肢患者。

2) 索控式上臂假肢：这是一类常见的上臂功能性假肢，其手部、腕关节装置与前臂功能性假肢应用的手部、腕关节装置相同，前臂筒与上臂筒多用塑料制成，肘关节屈肘机构为主动式带锁结构，可实现主动屈肘。假肢功能部件的手部运动、屈肘和锁肘是通过利用残肢、肩胛带的运动带动三重控制索来实现的。外臂筒和假肢前臂通过肘关节相连，系列假手或钩状手可作为手部装置，借助于不同的腕关节与前臂相连，并可互换。肘关节常用索控式单轴肘关节，关节内的棘轮锁可将关节调整到不同的屈肘位，由控制索闭锁和开锁，内装升降器可调整弹簧张力，有助于抬高前臂。

索控式上臂假肢具有重量轻的优点，但必须佩戴背带控制索，而影响穿戴的舒适性。这种假肢适用于不同截肢平面的上臂残肢，尤其适用于不可能佩戴体外力源假肢的上臂截肢患者。

3) 混合力源上臂假肢：其采用自身力源、体外力源共同作用，包裹肩部的全接触式接受腔由一根背带悬吊在肩胛带上。外臂筒包住电极和导线，并通过一个装有无极调整锁的机械肘关节与假肢前臂相连，借助肩背带来完成假肢的屈肘和锁肘动作。系列电动手或电动夹可作为手部装置，借助于腕关节与假肢前臂相连接，且可互换，手部装置的活动受肌电控制。

这种假肢适用于不同截肢平面的上肢，但必须要有足够强的肌电信号来控制电动手或电动夹的活动。

4) 肌电控制上臂假肢：其接受腔与其他功能性上臂假肢相同。弹性悬挂在接受腔里的电极接受了肱二头肌和肱三头肌产生的肌电信号，并在控制系统里转换为四种脉冲信号，然后向手部装置和肘关节传导。手部和腕部结构与前臂假肢相同，肌电信号分别控制手部装置和肘关节的功能活动。

这种假肢适用于不同截肢平面的上臂残肢，但必须有不同的肌电信号分别来控制手部装置和肘关节的功能活动。

6. *肩关节离断假肢* 适用于肩关节离断、上肢带解脱术和上臂残肢长度小于上臂全长 30% 的上肢截肢患者。肩关节离断假肢都是由一个包肩的全接触式接受腔和树脂积层成型外臂筒构成，通过肩关节与假肢上臂相连，并借此与远端部件相连。肩离断假肢可分为装饰、机械、肌电假肢，由于截肢平面高，假肢控制肩、肘、腕和假手的有序运动难度很大，故一般患者以安装装饰性肩关节离断假肢多见。

（二）上肢假肢装配适合性检查

上肢假肢组装完成之后，要在康复医师、作业治疗师、假肢技师的共同协作下，检查其是否可以正常操作，在适配、功能、舒适和外观等方面是否满足设计要求，这称为适合性检查（fitting）或检验（check - out）。功能和舒适程度受到年龄、全身状况、截肢原因和部位、残肢情况、假肢部件的型号和质量、装配时间和质量、训练、患者使用环境的积极性、居住环境等因素影响，又可分为试样检验（initial check - out）和最终检验（final check - out）。

试样检验又称初检，是在假肢主要部件初步完成组装后，将其初步装配好并让患者试用，以检查假肢的主要部件能否满足使用的要求。最终检验简称终检，则是在假肢全部制作完成后，在正式交付患者使用前进行的检验，是假肢装配、使用训练工作的最后评定。假肢装配是一个非常复杂的人—机—环境相结合的过程，要求在假肢装配过程中，必须在截肢者身上进行系统、细致的适合性检查，确保尽可能地得到良好的装配效果。

通过适合性检查，不仅能使患者初步掌握操纵和使用假肢的方法，了解假肢的功能代偿，更重要的是发现和解决假肢制作、装配方面存在的问题，考核性能指标、舒适程度和外观质量，如接受腔是否服帖、各关节活动是否正常、各部位装置是否合适、戴上假肢后皮肤是否有疼痛和不舒适的感觉。上肢适合性检查是一项耐心细致的工作，要及时认真听取患者对假肢的评价和改进意见。只有由医（康复医师、治疗师）、工（制作人员）、患（患者及家属）三方面密切合作和及时交流沟通，才能保质保量地完成，而终检合格的假肢才允许交付截肢者正式使用。

1. *检查处方要求*　首次检查的假肢，对照处方检查相应的尺寸要求；再次检查的假肢，对照前一次的修改要求检查。

2. *检查穿戴是否容易和是否能穿戴到正确位置*　一般应以截肢者感觉到残肢末端已接触到接受腔的底部为准。残肢穿戴不到位，有可能是接受腔的容积不够大，或残肢出现水肿等原因引起体积变大。残肢末端出现疼痛，可能是接受腔尺寸过大，或残肢萎缩、体积变小引起。

3. *检查接受腔与残肢是否合适和受压的程度*　残肢加以适当衬垫后应与接受腔内壁合适，操纵假肢时应无疼痛感觉。向接受腔施加压力，患者不应出现疼痛或不舒适感。

检查时，可对假肢施加一定力量模拟假肢提、拿、推、拉动作，残肢应当无疼痛；取下假肢后，检查残肢皮肤应当无变色现象，如有异常，其原因可能是：①接受腔口型形状不合适。②接受腔内有螺丝等突出物。③残肢的皮肤尚未定型。

4. *前臂假肢的检查*

（1）检查抗下垂拉力的稳定性，也可称为移动长度的检查。穿戴假肢后，测定接受腔上缘的下滑距离，当假肢处于臂伸直位置时，在末端装置上加 20 kg 的垂直牵引力，接受腔下移的位移量应小于 2 cm。

（2）在同样条件下，取下假肢后，残肢皮肤应当无变色现象，肩背带也不应有损伤。

（3）检查上肢假肢长度时，应在穿戴时保持两肩水平的状态下，使假手拇指末端或钩状手的末端与健侧拇指末端平齐或稍短。前臂假肢中，自肘关节到假手拇指末端长度可比健侧短 1 cm。

5. *上臂假肢的检查*

（1）检查抗下拉、下垂拉力的稳定性，按与前臂假肢同样的方式进行，加 20 kg 左右牵引力，接受腔下移的位移量不应大于 2 cm，肩背部不得出现破损情况，肩背带的接缝处的皮革等要缝牢。

(2) 检查拉扭转力的稳定性。将肘关节固定在 90°位，在手腕上缘(距肘关节轴 30 cm 处)挂上弹簧秤，用 1 kg 的力向内侧或外侧拉动前臂部，患者抵抗该力面向下转动。

(3) 与检查前臂假肢一样条件下，上臂假肢中肘关节轴与肱骨外上髁的位置一致，而前臂残侧可比健侧短 1～2 cm。

(4) 检查上臂假肢的屈肘程度时，应将前臂筒悬置于 90°位置上。①被动屈肘范围：假肢肘关节的屈曲应达到 135°，测量由此施加在屈肘牵引索上的力不得超过 4.5 kg。检查方法是：在肘关节未锁住和前臂屈曲 90°的状态下，在距离肘关节 30 mm 处用弹簧拉力计测量，应能支持负荷 22 kg。达不到标准值的原因可能是前臂筒凹陷口深度不够，或是肘关节调整值不够。②主动屈肘范围：检查时应让患者主动屈肘到最大屈曲角度时，测量该角度值，应达到 135°。达不到标准值的原因，可能是控制系统不佳，或是肩背带、牵引带不适合，存在过长、过松等原因。③假肢侧肘关节完全屈曲时，患侧肩的屈曲不应超过 45°。

6. 检查对线是否符合生物力学要求 对线是指在空间确定假肢部件之间及其和患者之间的相对关系。上肢假肢运动和平衡身体的作用，必须根据人体上肢解剖学的构造和各部分的配合关系，通过对线来调整和确定假手、腕关节、肘关节、肩关节和接受腔之间的位置、角度关系，使之既符合人体的自然肢位，又便于假手在日常生活和工作中发挥代偿功能。

检查上肢假肢时，基本肢位应是：两手放松垂直于身体两侧，肘关节轻度屈曲，前臂无旋前、旋后，腕关节伸展，手掌平行于躯干，掌心向内，各关节轻度屈曲。

(三) 上肢假肢的应用训练

上肢假肢的应用训练分为控制训练和使用训练两个步骤，训练中必须坚持因人制宜、先易后难、发挥截肢者特长的原则。

1. 索控式上肢假肢控制训练的五种基本动作的训练

(1) 肩胛骨外移控制动作：这是双侧肩胛骨围绕胸廓外移(离开脊柱)的动作，常与双侧肩关节前屈动作联合，用于控制假手的开手动作(图 3-5)。

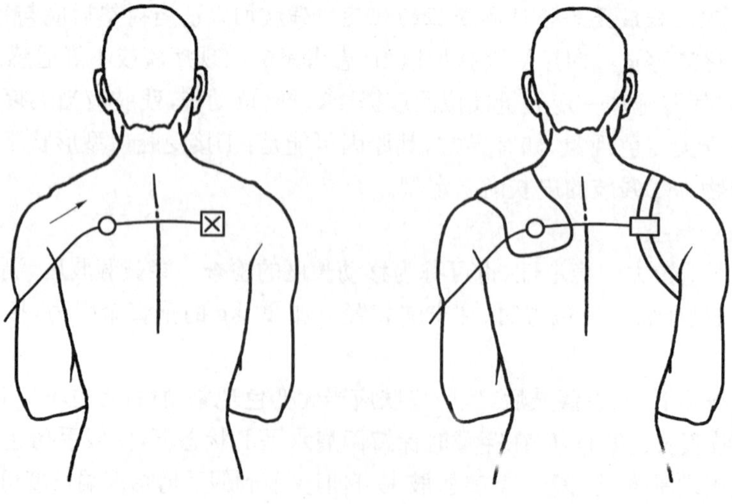

a　　　　b

图 3-5　肩胛骨外移控制动作

(2) 升肩控制动作:上臂假肢的三重控制系统中常以残肢一侧肩部升高运动作为肘关节锁的开锁动力源。在残肢侧肩部升高时,健侧肩部必须保持静止,作为牵引索一端的稳定支点,当残肢侧提肩时才能产生相对位移。

(3) 肩关节屈曲控制动作:残肢侧肩关节的前屈运动是控制上臂假肢的主要动力源,残肢侧肩关节前屈时,健侧肩部应该保持相对静止,这样才能形成控制假肢所必需的牵引位移。

(4) 肩关节后伸控制动作:肩关节后伸运动实际上是一个组合动作,它是由残肢侧肩关节的后伸与同侧肩胛骨围绕胸廓的前移组合的动作。

(5) 前臂旋前、旋后控制动作:前臂残肢的旋前、旋后控制动作,常用于腕关节离断假肢或长残肢前臂假肢的控制。对于长残肢前臂假肢者,可以通过增设一旋转机构,利用残存的旋前、旋后功能来控制前臂假肢的旋转;还可以采用一种增幅的旋转机构,通过残余的前臂的旋前、旋后动作作为动力源,增加前臂旋前、旋后的范围。目前已经有人利用前臂残余的旋前、旋后动作触动微动开关来控制肌电假手。

熟练地掌握了上述几个基本动作后,再针对截肢者的假手控制系统进行组合动作的训练。

2. 前臂假肢的控制训练　其训练的内容主要包括假肢的穿脱、屈肘和开手,以及被动地完成腕关节的屈伸、旋转动作。

(1) 前臂假肢的穿、脱训练

1) 单前臂截肢者穿、脱假肢的方法:单侧前臂截肢者完全可以自行穿、脱假肢,穿戴时先用健手将“8”字形肩带按试样时调整好的松紧度连接好,一端连接于肘吊带上,另一端连接在牵引带上,再将残肢伸进臂筒,健肢伸入“8”字带的套环内,接着做几个耸肩动作,使“8”字带套于健侧腋下,“8”字带交叉点处于背部正中。有皮上勒的,系好上勒的皮带即可。解脱假肢时,先将“8”字带脱下,然后将残肢从臂筒内抽出。

2) 双前臂截肢者穿、脱假肢的方法:第一次穿、脱假肢时,应由假肢技师或治疗师帮助。先将假肢的固定牵引装置按试样时调整好的松紧度连接好,然后放在便于截肢者穿戴处。穿戴时,截肢者背向假肢站立,双臂后伸,将两侧的残肢分别伸入左、右臂筒内,然后抬起双臂,像穿衣服一样,借助于假肢的固定牵引装置,将整个假肢悬挂在截肢者的双肩上,待检查各部分的位置是否适合后,系好上勒的带子即可。解脱假肢的顺序与穿戴时相反。

如果残肢的软组织较多、残肢较短小,则在穿、脱假肢时亦可不解开上勒的带子,这样会简化穿、脱,使双侧截肢者可更方便地自行完成假肢的穿、脱。

(2) 前臂假肢的屈肘训练:前臂截肢者的肘关节还具有较强的屈曲能力,因此可由残肢做屈肘运动,通过肘关节铰链带动假肢的前臂屈曲。

(3) 开手训练:根据日常生活活动和工作的需要,截肢者的开手动作分为两种:一种是无需屈肘的开手,适于远体工作;另一种是屈肘开手,适于近体工作。

1) 无需屈肘的开手:健侧肩部静止不动,作为支点,截肢侧做肩胛骨前移、肩关节前屈和沉肩运动,肘关节伸展,用“8”字形肩带拉动开手牵引索,假手便可张开。

2) 屈肘开手:先屈肘,然后再按上述方法开手,此时主要是依靠肩胛骨前移、肩关节前屈和沉肩动作开手。

(4) 腕关节的屈伸和旋转:索控式前臂假肢腕关节的屈伸和旋转都是被动运动的,需要借助于另一只手或外界的帮助才能实现。只要向截肢者说明腕关节机构的操作方法,注意屈腕(或伸腕)时先按动其压钮,截肢者很快就可以掌握。

3. 上臂假肢的控制训练　由于上臂假肢的结构比较复杂,与前臂假肢相比控制使用也较为困难,故其控制训练显得越发重要。上臂假肢分三重控制系统和二重控制系统,下面介绍的只是目前国内常用的方法。

(1) 假肢的穿、脱训练

1) 单上臂截肢者穿、脱假肢的方法:单上臂截肢者完全可以自行穿、脱假肢。穿戴时,先用健手将假肢的固定牵引装置按试样时调整好的松紧度连接,然后将残肢伸入假肢的上臂筒内,将肩锁带置于残侧肩上,再将胸部带套在对侧腋下即可。解脱假肢的顺序与穿戴时相反。

如果是采用"8"字形肩带,则与前臂假肢的穿、脱方法相同。

2) 双上臂或一侧上臂一侧前臂截肢者穿脱、假肢的方法:如同双前臂截肢患者的方法。开始时应由假肢技师或作业疗法师帮助穿脱,日后除了胸围带和牵引带的松紧必要时需请他人帮助调节外,一般截肢者可以自行完成穿、脱假肢。

(2) 屈肘、锁肘、开肘锁、开手、闭手

1) 三重控制系统的使用

屈肘:上臂残肢用力做后伸运动,拉动屈肘牵引索,假肢肘关节即可屈曲。由于上述主动屈肘动作比较费力,使用者常常是利用残肢的摆动使假肢依靠惯性力屈肘,但此法屈肘角度不易控制。屈肘时上臂残肢肩关节的后伸运动应始终在矢状面上(只可前后运动),并且肩胛带必须保持相对静止。

锁肘:当肘关节屈曲到所需要的角度时,放松屈肘牵引索,肘关节自锁机构便自动锁住、定位。

开肘锁:使上臂假肢从屈肘位恢复到伸展位,需通过残端肩胛带的升高动作(可配合以内收)拉动松锁牵引索,打开肘关节锁,肘关节依靠前臂和手的重力恢复到伸展位。

开手:先做肩关节后伸动作,屈曲肘关节,待屈肘到一定角度,自锁定位后,再进行肩关节屈曲牵拉开手牵引索达到开手目的。

闭手:放松开手牵引索,依靠假手内的弹簧闭手、取物、持物。

2) 二重控制系统的使用　二重控制系统机构简单,容易操作,但必须设置能交替开锁、闭锁的肘关节锁。

屈肘:双侧肩胛骨围绕胸廓前移,肩肱关节前屈牵拉背部的牵引索进行屈肘。为了屈肘时能够省力,可以适当地外展肩肱关节。

锁肘:当屈肘达到所需要的角度时,下降肩胛带就可以锁住肘关节。

开手:当肘关节被锁住后,再一次重复屈肘的动作则转换为开手。

闭手:当放松背部牵引索时假手依靠手内弹簧的弹力闭手。

开肘锁:再一次下降肩胛带就可以打开肘关节锁。

4. 肌电控制假手的穿戴和使用训练

(1) 肌电控制假手的穿戴:现代的肌电控制假手穿戴与普通假手的穿戴方法没有区别,但是仍然应当注意的是必须保证假肢接受腔内的皮肤表面电极与皮肤具有良好的接触,否则可能由于信号不好不能控制开手、闭手动作。

(2) 肌电控制假手的使用训练:其使用的一般性训练方法请参阅有关索控式上肢假肘的训

练,不同在于:

1) 肌电控制假手由于去除了控制索,截肢者不再用自身关节运动牵拉牵引索开手,使得手的应用空间增大了很多,需要注意的是应加强截肢者在尽可能大的空间范围进行应用假手的训练。

2) 由于肌电控制假手控制随意性好,应注意训练快速闭手、取物与开手、放物功能。某些带有手指感觉的肌电控制假手应当注意训练捏取软的物体。

3) 减少使用中错误动作的训练。某些错误的动作可能引起电极的接触不良而不能引出正确的信号,不能开手或由于干扰信号过大也会引起错误动作。如果反复出现某种固定的错误动作,则需要从接受腔的装配上检查原因或注意回避某种动作。

5. 日常生活项目的训练 日常生活项目的训练不仅会使截肢者掌握一些实际使用假肢的方法,而且也是截肢者扩大假肢用途的一种过渡。日常生活项目的训练内容大部分列为双臂截肢者的必修课,单臂截肢者也可选择部分双手活动项目进行训练。通过这些训练,可使截肢者基本上达到日常生活的自理和从事一些简单的工作。这里对完成各种具体训练项目的方法不再一一举例,只将使用假肢的要领予以简单介绍。

(1) 用具要适当:如吃饭时要使用叉子或汤匙,不能使用筷子;梳头时应当使用大一点的梳子。

(2) 动作要适应假肢的结构特点:如转动收音机旋钮或打开水龙头时,由于假手手指难以完成扭转动作,需利用假手手指的推、拨动作去实现;从衣兜内取物时,最好用右手伸进左边的兜(或用左手伸进右边的兜),不能如同健全人那样用手伸进同侧的衣兜内取物。

(3) 要充分利用假手的被动装置:如打电话拨号码时,要将假手(主手)的小指和环指被动地处于完全屈曲位;举杯喝水或穿袜子时,要使假手的腕关节机构被动地处于掌屈位;写字时,要使假手被动地处于旋前约 15°、掌曲约 35°,小指与环指被动地处于完全屈曲的状态。

(4) 注意双手的配合动作:如打开牙膏时,用辅助手拿住牙膏的下部,用主手拨转牙膏盖;从衣兜里取工作证时,要先用一只假手托起兜底,使工作证露出一部分后再用另一只假手拿取。

(5) 必要时可借助于辅助工具:如扣衣扣(特别是衣服上边的纽扣)时,使用专门制作的套钩;刺绣时要用特殊绣花绷子。

(6) 日常生活中要为使用假手提供方便:如将衣服扣子(尤其是内衣)改用拉锁,以简化穿衣动作;牙膏盖、肥皂盒盖不要拧得很紧,以便于推开;保温瓶的水不要装得太满等。

(四) 肌电控制假手信号检测和训练

肌电控制假手是由残肢肌肉活动产生的生物电流作为信号来控制假手的动作,其对残肢肌电信号有一定要求,故要对装配肌电控制假手者需要进行肌电信号的测试,并正确地选择电极的位置。对于因残肢肌肉萎缩、残肢肌肉活动的控制意识已经遗忘者,或由于损伤严重、手术植皮等因素造成肌肉错位、粘连、瘢痕挛缩、骨质突出疼痛、神经纤维瘤等妨碍肌电控制假手的安装者,不但需要进行肌电信号的检测和训练,也必须进行相应的治疗。

1. 残肢肌电信号检测

(1) 肌电信号检测设备:这是利用皮肤电极检测肌电的设备。其基本原理是当肢体的某一肌群收缩时,一组皮肤表面电极可以拾取到一组微弱的交变电压信号,频率为 200～1 000 Hz,并在仪表显示放大后的信号。利用该肌电测试仪的皮肤表面电极在肌肉收缩部位的皮肤表面

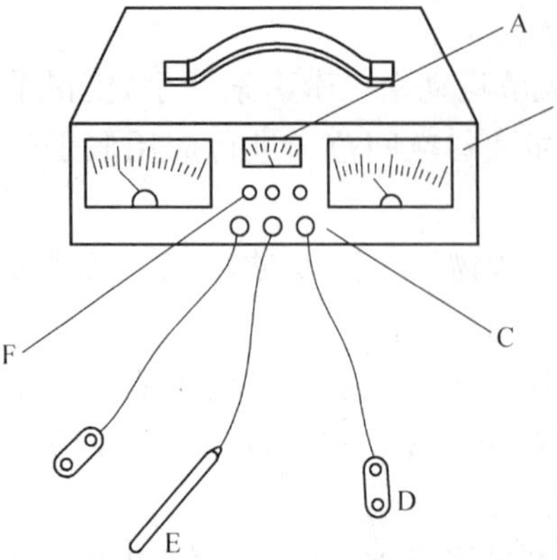

图 3-6　肌电测试仪

A. 电池校验　B. 肌电信号表　C. 电极插口
D. 皮肤电极　E. 接地电极　F. 电源开关

寻找残肢肌电的最大信号点(图 3-6)。

(2) 肌电检测方法：首先在初步确定的皮肤电极部位画上标记，然后将电极假手的皮肤表面电极放到标记处，将橡皮带扎牢，让患者用另一只手握住接地电极，前臂截肢者可以将接地电极用橡胶带捆绑在上臂，请截肢者放松残肢后进行测试。

开始检测时可能在仪表上出现肌电信号低而干扰信号高的现象，其原因主要有三个方面。①电极接触皮肤不好：应重新捆绑电极，使电极与皮肤全面接触。②皮肤电阻抗过高：多见于冬季，皮肤干燥，油脂过多，可以用乙醇(酒精)擦拭皮肤去脂或用水湿润皮肤后重新测试。③测试的环境存在强的干扰电信号来源：应注意避开干扰源或做好测试的屏蔽工作。

如果是前臂截肢者，正式检测前先请他学会做幻肢的伸指、伸腕和屈指、屈腕动作。为了帮助截肢者理解和恢复幻肢感觉，可以请截肢者用健侧手配合，同时做同样的动作。当截肢者做出了幻肢运动时，检查者可以在相应的肌肉收缩部位触到肌肉收缩的感觉。

当截肢者初步掌握了幻肢运动后，开始正式检测，观察左右两侧电表上的指针。如果背伸肌侧的指针达到 60 μV，另一表未达到 20 μV，就算成功。在拮抗肌一侧的表不超过 20 μV 的前提下，两个表微伏数的差距越大越好，这表示主动背伸动作的肌电发放水平高，而相对应的拮抗肌的肌电发放水平低、干扰少，这样的控制信号状态对肌电假手的控制性能好。

然后用同样方法测定主动屈指、屈腕时的两个表的电压值。每种测试反复做 3 次，取平均值，记录数据。

2. 皮肤电极肌电信号要求和电极位置的选择

(1) 皮肤肌电信号要求

1) 有足够的肌电信号强度，一般进口肌电信号强度应大于 30 μV，出口肌电信号强度应大于 50 μV。

2) 在发出该组肌电信号的同时，拮抗组肌肉所产生的肌电信号干扰不得超过 20 μV。

3) 主动收缩肌肉产生的肌电信号稳定性高。

(2) 皮肤电极位置的选择：皮肤表面电极收集的肌电信号是一组肌群的电信号。各个残肢由于截肢部位和残留的肌肉情况不同，导致信号的强度也不同，可能引出最强肌电信号的部位不同，需要截肢者配合测试者应用电极按上述的测试方法在残肢上寻找最强肌电信号的部位。

(3) 经常应用的信号部位和方法：常用的双通道前臂肌电控制假肢的肌电信号多来自前臂伸肌群和屈肌群，分别控制开手和闭手；带有肌电分平信号的前臂肌电控制假手通常用屈肌、伸肌的低电平信号来控制开手和闭手，应用其高电平信号控制腕关节的旋前、旋后。上臂截肢后要求的动作多，而信号来源少，肌电假手装配困难很多，不得不经常应用混合控制方法。常将双通道的前臂肌电假手的电极放在残余的肱二头肌、肱三头肌部位，应用残肢的屈肘、伸肘动作信号来控制假肢的闭手和开手动作，肘关节的屈肘和伸肘动作依靠索控机构完成。目前有的肌电控制假手利用两组肌肉同时收缩作为转换开关信号，通过控制转换开关分别控制假手和各个关节的运动。

3. 肌电控制假手的训练　残肢状况的好坏直接影响假手功能的发挥，截肢者的残肢情况、关节活动度、肌力条件、肌电信号的状态都是十分重要的影响因素，特别是肌电信号的状态更是至关紧要。因此，在装配肌电控制假手前，要对截肢者进行充分的残肢训练，训练主要有以下两个方面的内容。

(1) 增大残肢肌力和活动范围的训练：前臂截肢者的训练内容主要是增大肩、肘关节及前臂旋转活动范围的训练和强化肌力的训练。

(2) 肌电信号源的训练：据上海交通大学的统计，有 60%～70% 的前臂截肢者在装配使用肌电控制假手时，其肌电信号控制性能不好，不能启动，因此进行残肢肌电信号训练是极为必要的。

训练是以生物反馈法为依据进行的，通过训练，反复启发、诱导和鼓励，不断增强截肢者的信心，使他们从仪表指针的摆动或指示灯的变化上，感觉到肌电发放水平在随着意识控制的幻肢动作而发生相应的变化，从中悟出要领，建立起联系。其训练方法如下：

1) 自我意识训练。闭目进行自我训练，模拟开手或闭手时幻肢的动作进行桡侧腕长伸肌或尺侧腕屈肌的收缩运动，反复进行，直到感觉累了为止。

2) 可将皮肤表面电极与积淀放大器的指示灯相连，利用指示灯的亮灭来定性地鉴定肌电是否引出。

3) 将皮肤表面电极与肌电测试仪相连，可以定量地测定肌电发放水平。

4) 用皮肤表面电极放置在肢体上直接控制假手，最能提高截肢者训练的兴趣。

(五) 上肢假肢处方

1. 影响上肢假肢装配的主要因素

(1) 截肢部位

1) 截指与部分手截肢的假肢：一般都可以装配假手指来弥补缺损，改善外观；有些拇指缺损或示、中、环、小指的缺损应积极装配部分手假肢或工作用的对掌物以改善功能。

2) 腕关节离断假肢：可装配索控式假手或钩状手，应用双层插入式接受腔或开窗加盖式接受腔，依靠腕部的膨大部位悬吊假肢。假肢可以随着残肢旋前、旋后，因此不必另设腕关节旋转机构。

3) 前臂截肢假肢：可以安装前述的各种假手。目前国内多用索控式假手。传统的前臂假肢多用插入式接受腔与肘关节铰链、上臂连接，用于悬吊假肢。现代的前臂假肢接受腔也是用真空积层塑料制成，多利用肱骨的内上髁、外上髁和鹰嘴部位悬吊假肢，多使用前臂“8”字形或前臂“9”字形背带牵拉牵引索控式假肢。

4) 上臂假肢：上述各种假手都可以装配，但由于目前假肢的机械肘关节、腕关节和假手的功能所限，对单侧上臂假肢者只能起到一些辅助作用，主要作用仍然是装饰作用。

5) 肘关节离断假肢：其结构、功能与上臂假肢相近，不同之处是肘关节铰链装配在肘的两侧，接受腔可以依靠肱骨髁悬吊，有较好的假肢悬吊和控制接受腔旋转的功能。

6) 肩关节离断假肢：适合装配装饰性假肢。

(2) 单侧上肢截肢与双侧上肢截肢：单侧上肢截肢即使是利手侧，经过认真的利手交换训练和适应以及部分辅助器具的使用，大多数截肢者可以很好地独立生活、工作、回归社会。这类残疾人的假手不论是哪一种，多数实际使用率不高。而双侧上肢假肢，特别是双前臂截肢，经过假肢装配和良好的使用训练，对残疾人的独立生活、工作能力恢复有很大的实际意义。

(3) 年龄：应当重视儿童钩状上肢假肢的安装，特别是前臂截肢者，早期安装可以促进儿童身心的正常发育。对双上臂高位截肢者应尽早训练以脚代手。

(4) 职业：根据职业培训、就业的需要装配专用的工具手和专用工具。

2. *上肢假肢处方格式*　目前我国上肢假肢处方尚无统一格式，表 3-1 提出的处方格式仅供参考。

表 3-1　上肢假肢处方

病案号：

姓名：	性别：	年龄：	职业：	病房：	室：	床：

工作单位：　　电话：　　邮编：

家庭住址：　　截肢原因：　　现用假肢情况：

截肢部位(左、右、双侧)：

残肢长：　左　　右　　厘米

截肢手术医院：　　电话：　　医师名：

全身检查：

残肢检查：

(上肢假肢处方内容)：

接受腔形式：(插入式)、(全接触式)、(髁部悬吊式)、(吸着式)、其他(　　)
外接受腔材料：(皮革)、(丙烯酸树脂)、(不饱和聚酯树脂)、(塑料板)、(玻纤或碳纤维增强)
内接受腔(有、无)材料：(皮革)、(泡沫塑料海绵)、(硅橡胶)、(软塑料板)、其他(　　)

支承部：壳式(合成树脂、铝合金、不锈钢、塑料、木材、碳纤维、塑料)
骨骼式：(组件式、普通式)：材料(铝合金、不锈钢、普通钢、碳纤维、塑料)
肩关节：(自由式)、(屈伸式)、(屈伸外展式)、(万向式)、其他(　　)

肘关节：单轴铰链式(　　)壳式单轴铰链式(　　)多轴式(　　)
　　连杆倍增式(　　)手动锁定式(　　)索控式(　　)
　　电动控制式(　　)肌电控制式(　　)其他(　　)
材料：(钛合金)、(不锈钢)、(铝合金)、(塑料)、其他(　　)

腕关节：面摩擦式(　　)、轴摩擦式(　　)、快换式(　　)、屈曲式(　　)
　　旋转式(　　)、固定式(　　)、电动式(　　)、肌电式(　　)
材料：(钛合金)、(不锈钢)、(铝合金)、(塑料)、其他(　　)

手部部件：索控钩(　　)、索控手(　　)、装饰假手(　　)、装饰手套(　　)
　　作业用(　　)电动手(　　)、肌电手(　　)、装饰手指(　　)
材料：(钛合金)、(不锈钢)、(铝合金)、(塑料)、(硅橡胶)、(树脂)、其他(　　)

悬吊装置：(肩背带)、("8"字带)、("9"字带)、(上臂背带)、(髁上环带)、其他(　　)
材料：(布带)、(皮革)、(合成纤维带)、其他(　　)

附件：

安装上肢假肢的特殊注意事项：

开处方单位：　　预计假肢费用：　　元

开处方日期：　　年　月　日　　签字：

第三节　下肢假肢

一、概述

下肢假肢(lower limb prosthesis)的主要功能是站立、行走、跑、跳,目前已有的下肢假肢仅能代偿部分功能。安装下肢假肢的目的在于使假肢者尽可能地恢复失去的正常外形,重建已失去的站立与行走等功能。

二、内容

(一) 定义

下肢假肢是用于截肢者为弥补下肢的缺损,代偿已失去下肢的部分功能而制造装配的人工肢体。

(二) 分类

下肢假肢按部位、结构特点、装配时间、用途等,常分为以下几种。

1. *按截肢部位分类*　可分为部分足假肢、赛姆假肢(踝部假肢)、小腿假肢、膝关节离断假肢、大腿假肢和髋部分假肢等。

2. *按假肢的结构特点分类*　可分为传统壳式假肢和现代骨骼式假肢。

3. *按假肢装配时间分类*　可分为训练用的临时假肢和永久性假肢。

4. *按不同用途分类*　可分为生活用假肢和运动用假肢等。

(三) 下肢假肢的基本构成

1. *仿生的假脚与踝关节*

(1) 假脚:传统假脚多用木材与天然橡胶制成,重量较大,但很耐用。近代假脚多用聚氨酯微孔橡胶制成,重量较轻,但使用寿命比天然橡胶差。现代假脚用纯碳纤材料制成,重量轻、弹性极佳、节约能量、耐磨性好,但价格昂贵。假脚具有脚的外形和弹性的跖趾关节,可按照截肢者健脚的足长和用鞋的后跟高度来选用假脚型号。

(2) 踝关节

1) 单轴踝关节:具有一个额状位的踝关节运动轴,只能实现踝关节的跖屈、背屈运动。在单轴的前、后方设有橡胶或其他弹性材料制成的踝关节跖屈、背屈缓冲垫,用来缓冲步行中足跟、足尖触地时来自地面的冲击力。一般要求跖屈缓冲垫(后缓冲器)要比背屈缓冲垫(前缓冲器)软。缓冲垫的硬度应根据截肢者体重选择,如跖屈缓冲垫过硬,步行中足跟触地时的缓冲性能不好,易引起足尖摆动、膝关节突然屈曲等问题;过软则会引会起截肢者站立时有后倒倾向、步行中出现拍打地面等问题。目前由于天然橡胶假脚、聚氨酯微孔橡胶假脚的前脚部位都有良好的脚背屈缓冲性能,因而踝部背屈缓冲垫可以硬一些。但对于农村,特别是山区的小腿截肢者应选软一些的,以减少上坡的困难。

单轴踝关节的优点是跖屈缓冲性能好,且可调。缺点是只有踝关节的跖屈、背屈运动,缺少内翻、外翻运动。

2) 多轴踝关节:以万向踝关节为主。万向踝关节结构较复杂,一般是在踝部有一球形弹性圈,通过弹性圈的变形可以实现假脚跖屈、背屈、内翻、外翻等各个方向的运动。适用于各种不同的路况。但这种假脚价格较贵、维修率高。

3）静踝：亦称硬踝，即不设踝关节。与这类固定踝相连接的假脚目前有3类：

静踝软跟脚：这种假脚的跖趾部位设有木质脚芯；脚跟部位设有楔形弹性海绵缓冲软垫，其作用类似单轴踝的后缓冲器；脚的其余部分用橡胶弹性体或聚氨酯微孔弹性体制成。这种脚只用一根螺栓与假脚相连，构造简单，重量较轻，步行中不会出现异常响声，较实用、便宜，很受截肢者的欢迎。缺点是小腿与假脚之间的踝关节角度不能调节，如果要换用一双后跟高度不同的鞋，则需要换另外一只假脚。

储能脚：储能脚最初是为了适应截肢者运动需要而发展起来的。从分类的角度讲，储能脚基本上属于固定踝类的假脚，大多数可以认为是静踝软跟脚的变异。传统储能脚的主要特征是有一个用特殊弹性材料做的脚芯，脚芯的外面用橡胶制成脚的形状。使用弹性脚芯是为了让假肢具有良好的回弹性或称储能性，这样假脚就能在步行的支撑中期储能，支撑后期释能，形成一个推动人体向前的助力，从而可以部分地代偿截肢者所失去的小腿三头肌向后蹬的肌力。现代储能脚用全碳纤材料制成，外加橡胶足套，使假肢弹性更好，以前用于残疾专业运动员，现在已广泛用于临床。

农田脚：这是一种带船底形足底的定踝假脚，主要适用于农田作业。

2. 膝关节　作为下肢假肢的主要功能部件之一，假肢的膝关节可以帮助人体实现站立的支撑和行走时的灵活与美观。理想的假肢膝关节应该可以保证患者在支撑期的稳定性和摆动期的灵活性，自然地完成行走，并使患者具有良好的步态。常用的假肢膝关节有：

(1) 按结构分类

1）单轴膝关节：这是有单个回转轴的假肢膝关节。它的优点是具有较好的摆动期灵活性，相应的缺点则是支撑期不够稳定。比较适合于活动量大，且对残肢控制力良好的年轻长残肢患者。

2）多轴膝关节：对只有1个运动轴的单轴膝来说，小腿转动中心不会移动。但是正常人膝关节的转动中心会随屈、伸动作而移动，即转动运动中心是复数。人们对下肢假肢的膝关节也按这种情况进行了研究，制作了多轴膝关节的产品。多轴膝关节大多利用连杆机构，设计成转动中心，随膝关节屈伸角度实现大范围的上下、前后移动。这种膝关节总称为连杆膝关节，由四根连杆构成的膝关节称为四连杆膝关节，连杆数为7者就称为七连杆膝关节。连杆膝关节的特征是，当膝关节伸展时，转动中心可大大高于连杆机械轴的位置。而当膝关节屈曲时，转动中心会随膝关节屈曲急速下降，回到通常膝关节轴的位置。这样在支撑初期的小腿长度变化，可减少稳定膝关节所需的髋关节伸展肌力。同时，在摆动中期或坐在椅子上时，膝关节轴高度下降至正常位置，不会发生外观上的问题，但其灵活性相对来说稍差。所以，多轴膝关节适合于活动量相对较小，对假肢的功能级要求不很高，而对稳定性要求高的患者。

3）承重自锁膝关节：这是利用体重施加的压力在膝轴上产生阻力而制动的。膝关节的摆动通过轴与关节体的上部分相连接，并通过膝关节轴与关节体下部分相连接，它们共同构成一种依据体重作用的锁定装置。这个机构与膝关节适当的对线共同作用，确保支撑期的安全稳定。适用于功能等级中等或较低的不喜欢使用带锁膝关节的截肢者。

(2) 按控制方式分类：分为机械控制膝关节、流体（液压或气压）控制膝关节、电脑控制膝关节和电磁控制膝关节等。

3. 连接部件　这是指残肢接受腔与关节、关节与假脚之间的连接部件，主要分两类。

(1) 壳体连接：由壳体承担假肢外力，壳的外形制成肢体外形。这种假肢称为壳式假肢，优点是重量轻、不怕湿水，缺点是不易调节对线。

(2) 管连接：由铝合金管、钛合金管或碳素纤维增强管连接假肢部件，以承担假肢外力。管的外层包覆泡沫塑料等软材料制成的腿型，其外再套有肤色的尼龙袜。这类假肢称为骨骼式假肢，其优点是假肢外观好，穿用时假肢不易磨破裤子，易于调整对线，便于系列化、标准化的工业生产，也便于装配。缺点是重量较壳式假肢重。

4. 下肢假肢的对线装置　为了使装配的假肢有良好的预期功能，合理地确定残肢接受腔、关节、假脚之间空间的相对位置(包括角度)关系，称为对线。用于调节对线的专用装置称为对线装置，而有一部分对线装置附加在某些假肢的连接件上，如目前广泛使用的骨骼式假肢中的四棱锥对线系统，其使用、调整方便。

5. 下肢假肢的悬吊装置　不同部位截肢有不同的假肢悬吊方法，有的依靠残肢肌肉运动后体积膨胀所形成的对接受腔内壁压力和密闭的腔内吸着力悬吊，有的依靠包容住某些骨关节的膨大部位悬吊，有的需要附加腰部吊带悬吊。悬吊作用不好会引起步行中残肢在接受腔中过大范围的上下移动，引起残肢皮肤损伤。

(四) 常用的下肢假肢

以下以截肢平面为例，对各类下肢假肢做一简单介绍。

1. 部分足假肢(假半脚)　这是用于足部截肢(如皮洛果夫截肢、肖帕特关节离断、利斯弗朗关节离断)的假肢，俗称假半脚。(图3-7)，有足套式、靴形和不设踝关节的皮革制或树脂制的多

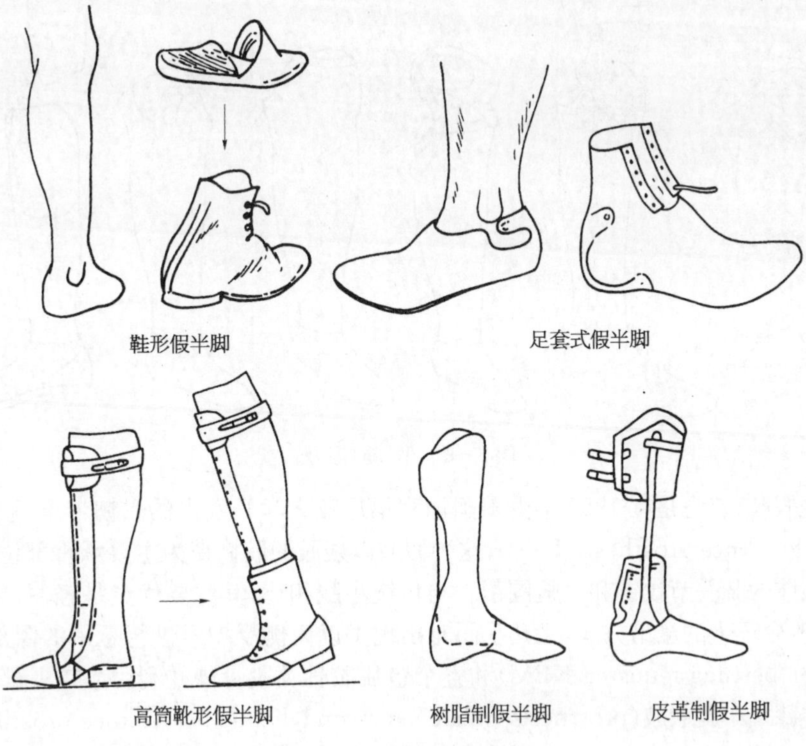

图 3-7　各种部分足假肢

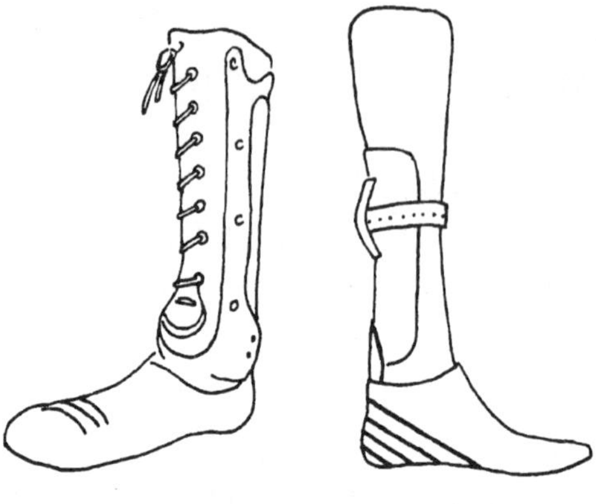

图 3-8 赛姆假肢

种形式，这种假肢的特点是以足底部承重。但不论是哪种形式，从鞋的外观上都会大于正常鞋，显得臃肿。此外，由于足部截肢后常会带来足下垂及内翻变形，因此现在很少采用这种截肢术。

2. 赛姆假肢　这是用于赛姆截肢的踝部假肢(图 3-8)。随着康复医学和假肢临床装配工作的结合，目前踝部截肢普遍采用了赛姆截肢术，于是赛姆假肢也就成了踝部假肢的唯一代表产品。这种假肢为残肢末端承重，可以配置静踝软跟脚，代偿功能好。不足之处是假肢的踝部往往粗大，成根球状，影响外观。传统式赛姆假肢使用皮革制作，现在多用合成树脂制作，使假肢的重量大为减轻，外观也有所改善。

3. 小腿假肢　其品种较多，传统的小腿假肢多为铝制或皮革制的插入式接受腔，没有考虑残肢的解剖学结构，基本上用安装膝关节铰链及大腿围帮的方法来控制内、外侧的活动，用胫骨髁周围及大腿围帮部分承重。其主要缺点是膝关节的活动受到一定限制，且大腿围帮会造成大腿肌肉萎缩。现在已逐步被合成树脂抽真空成形的现代小腿假肢所取代，但有时也用于习惯穿传统式假肢或膝关节极不稳定的患者(图 3-9)。

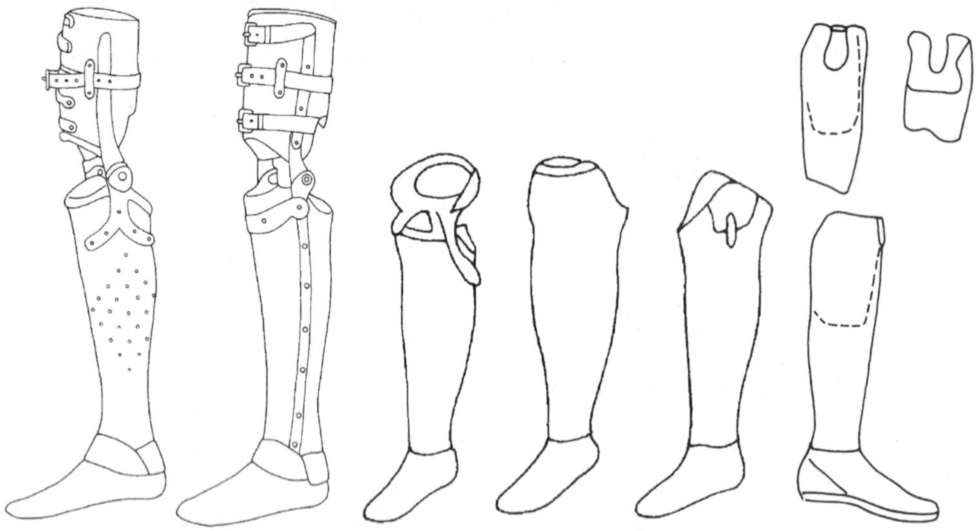

图 3-9 小 腿 假 肢

现代小腿假肢，首先是在 1957 年由美国加利福尼亚大学开发出的髌韧带承重小腿假肢(patellar type below-knee prosthesis，PTB)，这种假肢以残肢的髌韧带为主要承重部位，用大腿环带取代了传统假肢的膝关节铰链和大腿围帮。与传统小腿相比，其主要优点是轻便，更接近正常步态。其后，为改变环带的悬吊方式，又几乎同时出现了以内侧髁楔子进行悬吊的髁部插楔式小腿假肢(kondylen-bettung munster，KBM)和整个包住髌骨及股骨髁并利用髌骨上部、股骨髁上部进行悬吊的包膝式小腿假肢(prosthesis tibiale supracondylienne below-knee prosthesis，PTS)。

近年来，对小腿假肢接受腔的概念又有新发展，不仅考虑到残肢解剖学结构，而且考虑到充分利用小腿骨及其少量软组织，以提高假肢步行时的稳定性及穿着的舒适感，于是出现了全接触式小腿接受腔。髌部夹持式小腿假肢(patella tibiale kegel below-knee prosthesis，PTK)就是由德国 Kegel 开发的一种全接触式小腿假肢，且其接受腔上缘利用硬树脂的弹性，又能起到髌部悬吊和便于穿脱的作用，因此兼有 PTB 和 KBM 的优点。

4. 膝部假肢　这是适用于膝关节离断、大腿极长残肢、小腿极短残肢，以及小腿短残肢中膝关节有严重屈曲挛缩畸形患者的假肢。由于截肢手术、残肢形状不同，接受腔的设计也不同。其特点是残肢末端能承重，且假肢的控制性能好。不足之处，一是残肢下端没有安装带有摆动相控制装置的常规关节的空间，只能采用特制的多轴膝关节(如四连杆式)；二是常因残端粗大成球根形，影响假肢的外观。传统式膝部假肢采用皮革制接受腔，开口用系带扎紧悬吊。现在采用合成树脂制作接受腔，有开口式和不开口全接触式的两种。其中，不开口式的采用双重接受腔，内层为柔软的泡沫树脂，外层为硬性树脂。此外，用于小腿短残肢屈曲挛缩者的是一种膝屈式膝部假肢(图 3-10)。

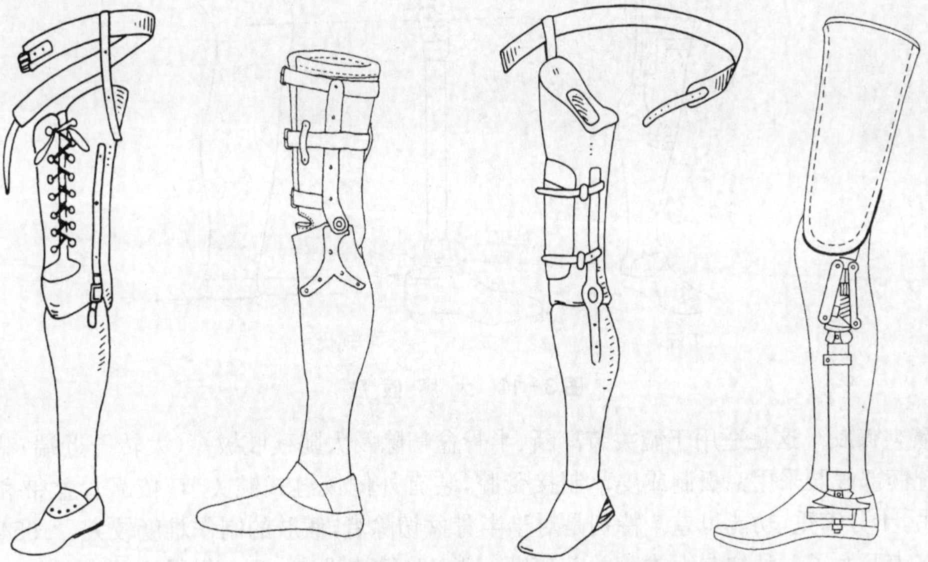

图 3-10　膝部假肢

5. 大腿假肢　国内的传统大腿假肢多为铝大腿假肢，是铝制的壳式结构，使用皮制的开放插入式接受腔。特点是适合于各种残肢长度的大腿截肢者使用，价格低，容易就地维修，但重量较大，坐骨结节容易滑入接受腔形成耻骨联合下方承重，引起皮下滑囊炎、皮肤损伤，接受腔也不易清洁，近年传统的大腿假肢已被现代大腿假肢所代替。

现代大腿残肢接受腔主要有以下品种：①四边形全接触式接受腔。亦称为吸着式接受腔，是一种近似于四边形的硬质接受腔，这类接受腔由于能与残肢全面接触，不但改善了承重功能而且起到了良好的悬吊功能，是目前国际上广泛使用的一种接受腔。②坐骨包容式接受腔(IRC)。20 世纪 70 年代美国 Ivan Long 提出 NSNA 接受腔，以及 John Sabolich 报告的 CAT-CAM 接受腔等设计，为便于推广这一类新型设计，1987 年 10 月在美国的一次行业会议上协调后，统一称为坐骨、坐骨支包容性接受腔。这种接受腔的特点是腔的内、外径小于前、后径，将坐骨结节和坐骨支的内侧面都包容在接受腔内，坐骨、坐骨支内侧面与股骨大转子的下部可以同时承重，形成骨性支持，并使股骨干处于轻度内收位，形成股骨干的正常对线，因而克服了四边形接受腔的缺点，主要适用于中、短残肢和某些残肢血运不佳、股三角部位有不规则瘢痕、不耐压迫者使用。③硬框式接受腔。1983年冰岛的Kristinson提出了硬框式软接受腔的设计，这是一种二层结构的接受腔，其内层软腔为半透明的软聚乙烯制成，外层为碳纤维增强塑料制成的承重框架。这样，接受腔既能承重，又能在步行中随着肌肉收缩变形而变形，不妨碍肌肉运动，使截肢者感到穿着舒服，见图3-11。

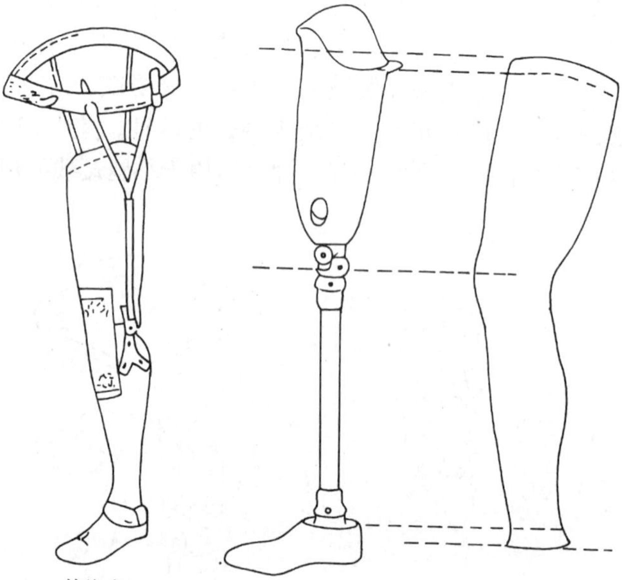

图3-11 大腿假肢

6. 髋部假肢　这是适用于髋关节离断、半骨盆切除及大腿残肢极短(大转子近端)截肢的假肢。传统髋部假肢采用铝板制或皮革制接受腔，装有外侧铰链式髋关节，依靠骨盆带和肩吊带进行悬吊，十分笨重，功能也差。特别是对于半骨盆切除者，假肢的制作难度较大。1954年加拿大多伦多市开发了一种加拿大式髋关节离断假肢，并很快推广，至今仍得到普遍采用。其特点是，将髋关节的位置移到前下方，髋、膝、踝三关节都处于活动状态，且装有伸膝辅助和屈髋限制装置，使步态大为改善。此外，其全接触式接受腔采用坐骨结节承重和两侧髂嵴、坐骨结节三点固定，提高了接受腔的稳定性，也减少了活塞运动。近年来，随着骨骼结构下肢假肢的推广，也开发出多种用于骨骼式髋部假肢的髋关节，使加拿大式髋部假肢由原来的外壳式演变为现在的骨骼式结构。

三、临床应用

(一) 下肢假肢装配的适合性检查

假肢的临床适合检查是康复医师或假肢技师的重要职责，也是保证假肢装配质量的关键性工作。

1. 良好下肢假肢应具备的条件

(1) 有较好的下肢代偿功能，能稳定、便利地支撑人体完成行走、站立、坐、蹲、转体、上下台阶等动作。

(2) 接受腔设计制作合理，不仅与残肢适配好、无压痛等不适感，而且要保证截肢者稳定地控制假肢，还要穿脱方便、卫生，便于清洗。

(3) 假肢结构不能过重，要轻便灵活且经久耐用；主要部件应采用标准件，以便于维修和更换；关节件要多功能，尽量接近人体生理关节；连接件要便于对线调节，且能紧固牢靠。

(4) 外形逼真，双腿长短一致，装饰外套的形状、质感、颜色要接近患者健肢。

(5) 根据特殊需要(如洗澡或游泳用、田径运动用)制作的专用假肢，要符合患者的要求。

2. 小腿假肢的临床适合检查

(1) 站立位的检查：患者两脚分开保持 5～10 cm，在双腿均匀承重状态下进行。检查内容包括：穿带的舒适性，站立的稳定性，假肢的对线是否正确；假脚的鞋跟高度是否与假脚一致，假脚的外旋角度是否与健侧相对称，假脚跟部硬度是否合适，假脚与鞋的适配度；小腿假肢的长度是否正确，一般允许比健侧短 10 mm 以内，通常是以患者的双侧髂前上棘处于水平位为双下肢等长的标志；检查假肢的悬吊，即假肢提离地面时有无明显的活塞运动以及残肢和接受腔之间的活塞运动是否控制在最小限度，可在接受腔后面、腘窝上缘高度的袜套上画标记，当下肢假肢从地面提起时，检查假肢位移的变化，其允许范围是 PTB 接受腔为 10 mm，KBM、PTK 和 PTS 接受腔为 5 mm；检查接受腔前、侧、后壁的高度是否适当，检查接受腔的前、后、内、外侧上缘修剪形状是否适当。

(2) 坐位的检查：患者膝关节 90°屈曲位。检查内容包括：假脚是否能平稳地着地，外旋角度是否与健侧相对称；接受腔的边缘检查，如腘窝部软组织有无挤出现象，腘绳肌腱部位是否疼痛，残肢在接受腔内有无晃动或压迫，接受腔后壁上缘有无顶住肢体情况。

(3) 步行时的检查：从前后及侧面观察截肢者的步行，特别应注意足底着地状态，膝关节的动作和左右侧步频、步幅。

1) 步行是否有特殊不适感：因站立时和行走时穿用感觉不同，需向截肢者说明。若有问题，应确认是在步行周期的哪个时期，并找出原因。检查残肢与接受腔之间有无活塞运动，是否控制在很小的范围；假腿是否与行进方向平行地摆动；假脚的外展角度是否与健侧相同；两脚步行时的间隔是否一样大；穿鞋步行，脚跟触地时有无外旋；支撑期脚掌触地是否偏斜；患者是否能顺利跪下；步行时脚能否交替迈出，脚尖有无擦地和膝关节是否稳定等情况；上、下坡容易受前后方向对线、假脚跟部和趾部状态等因素影响，应仔细观察膝部动作在上、下斜坡和上、下楼梯是否顺利。

2) 膝上环带的检查：检查膝上环带的下缘是否卡在髌骨上缘处，有无下滑，内外侧吊带张力是否适当。

3) 步行时是否有异常声音：检查是否有残肢的活塞运动而导致的空气抽吸声音和踝关节等金属部件的杂音。

(4) 脱下假肢后的检查

1) 残肢的检查：内容包括①取下假肢后(穿假肢 20～30 min 后)，立即查看残肢有无明显出汗、变色及擦伤。特别应注意截肢者步行时反映不舒服的部位。若截肢者不感觉疼痛，皮肤虽然发红，但在 10 min 以内恢复正常即可认为无大问题。②承重部位是否起到了预定的作用。观察免压部位是否受到较大的压迫，承重部位是否起到了预期的作用。脱下假肢后，承重部位残肢有无变红、有无印有残肢套的纹迹。③接受腔的深度原则上应与残肢长度一致。如残端承重性不佳，则允许接受腔深度比残肢稍长。可分别测量接受腔的深度和残肢的长度，进行比较。为了防止残肢末端发生软组织的淋巴淤滞性炎症和残肢红肿、变紫，闭合性接受腔应做到全面接触，可以用脱脂棉丝、软的泡沫塑料海绵或凝胶、硅橡胶填充间隙。

2）假肢的检查：内容包括①小腿假肢是否达到假肢处方的制作技术要求，其整体形状、颜色是否与健侧近似。②接受腔口型上缘形状是否符合设计要求，上口边缘修剪线形状是否圆滑、无毛刺，内、外壁是否光滑、清洁、平整，检查接受腔的前、后、内、外侧上缘修剪形状是否适当，膝上环带是否安装好，接受腔内壁是否有铆钉凸出。③接受腔体材料是否采用对人体无毒、无刺激性的合成树脂，如丙烯酸树脂等。增强材料是否根据患者体重及使用情况，选用了经脱脂处理的丙纶、尼龙、玻璃纤维、碳纤维、涤纶毡等材料。④软衬套接缝处是否黏合牢固、无胶痕，是否采用厚度 2～5 mm 的对人体无毒性、无刺激性的柔性材料制作，如聚乙烯泡沫板等。各部位是否厚薄均匀，上缘应比接受腔上缘均匀高出 3～10 mm。⑤踝关节类型的核对，单轴踝、多轴踝应能实现跖屈 15°，背屈 5°和内、外翻各 5°的活动范围。固定踝一般用于制作防水及轻型小腿假肢。单轴踝一般用于为各种残肢条件的截肢者制作的小腿假肢。万向踝一般用于为经常在不平路面行走的截肢者制作的小腿假肢。⑥假脚的核对，假脚要近似人体足部的外形，能穿上与健侧型号相同的鞋（假脚尺寸应与健肢相等，允许比健肢短 0～10 mm）。在步行中，当假脚与地面接触时，应具有缓冲能力和足够的回弹性。⑦询问患者对假肢的外观、功能、穿着感是否满意。⑧假肢重量的核对（在中等身高和体重的情况下），骨骼式合成树脂小腿假肢重量应不大于 2 kg，壳式合成树脂小腿假肢重量应不大于 1.5 kg，整体式合成树脂小腿假肢重量应不大于2 kg。

3. 大腿假肢的临床检查

（1）站立位的检查：患者两脚跟中心的间隔保持 10～15 cm，双下肢均等承受体重。主要检查适合性和对线。

1）患者穿上假肢后有无不适感（如有不适感，要问清部位、程度）。

2）检查残肢是否完全收入接受腔内，长收肌腱是否充分容纳在接受腔的沟槽内，患者是否感受到接受腔的过度压迫（要弄清残肢是否正确容纳在接受腔内）。假肢侧单腿支撑时，检查接受腔与残肢的适配情况。

3）检查坐骨结节是否恰好坐于接受腔的坐骨支撑面上。

4）检查假肢的长度是否正确，一般允许假肢侧比健侧短 10 mm 以内（观察双侧髂前上棘的高度是否相等，有无腰椎侧弯）。

5）检查假肢前、后方向和内、外侧方向的稳定性，接受腔的后侧壁上缘是否大致与地面平行，偏斜应在 5°以内。

6）检查在垂直方向上会阴部有无压迫感，使患肢交叉在健肢前，试以承受体重。

7）内、外侧的对线检查，如足底的外侧、内侧与地面有无间隙，接受腔上缘的内侧或者外侧有无缝隙或者压迫感。

8）前后对线检查，如膝关节有无不稳定感，有无打软腿的感觉，承重时膝关节是否稳定；跟部和足趾有无提离地面现象，前后方向的对线是否正确，是否可保持大腿假肢的稳定；膝关节有无伸展过度的现象。

9）假脚检查，如鞋跟高度是否与假脚一致、假脚方向是否与健侧相对称、跟部硬度是否合适、假脚与鞋的配合状态如何。

10）假肢的悬吊检查，如假腿抬离地面时有无明显的活塞运动，残肢和接受腔之间的活塞运动是否控制在最小限度；希莱森腰带（Silesian band）的最前面与侧面的固定是否处于正确的位置（前面在接受腔中央线上的坐骨支撑面高度上，侧面在大转子的上方 6 mm、后方 6 mm 处）；吸着式接受腔阀门的位置是否在纳入残肢时便于用袜套引拉，或消除负压时用手是否容易触到（阀门位置应在残肢远端、前内侧）。

11）检查接受腔前、侧、后壁的高度是否适当，接受腔的前、后、内、外侧上缘修剪形状是否适当。

12）假腿的形状、颜色是否与健侧近似。

(2) 坐位的检查

1）在截肢者要坐下时，接受腔是否有脱出现象，接受腔前壁上缘有无压迫，以及内侧对耻骨有无压迫。

2）患者坐位弯下腰试用手摸鞋，臂部下方是否与接受腔适合不良、后壁过厚、前壁抵住髂骨等。

3）患者坐在椅子上时，小腿部分是否垂直（小腿部与地面垂直，脚底放平），假脚方向是否与健侧相对称，假脚是否翘起、有无内外翻现象，膝关节是否能至少屈曲 90°。

4）患者由坐位站起时膝、踝等机械关节是否转动自如；由地面提起假腿时，辅助伸展装置是否妨碍膝关节完全屈曲。

5）由坐位站立时是否出现不愉快的空气音（特别要注意检查前壁、侧壁是否松弛）。

6）从前方看膝关节的高度、从上方看大腿部的长度是否合适，一般允许假肢侧与健侧比长短控制在≤10 mm 以内。

(3) 行走时的检查，要从前后及侧面观察截肢者步行，特别应注意足底着地状态，膝关节的动作和左右侧步频；要检查在平地上行走的步态是否满意，如有明显的步态异常要做记录，找出原因，然后改进。

(二) 下肢假肢的使用训练

为下肢截肢者安装假肢并进行适配检查后，还必须进行使用假肢训练，以便使患者掌握正确的穿用方法，更有效地发挥假肢的代偿功能。否则，由于下肢假肢在承重方式、控制方式、各关节的活动范围等方面与健肢有很大不同，如果不经过一段时间的功能训练，一旦养成不良步态，纠正起来将十分困难。下面着重介绍具有代表性的单侧大腿截肢者的训练。

1. 下肢假肢功能训练室所需的设备

(1) 平行杠：高度可调节，长度在 6 m 以上。

(2) 姿势镜；观察步行姿态用。

(3) 粘贴带：在地面做标线用，宽 2.5 cm，平行杠中间贴 1 条，在平地上平行贴 2 条，间隔为 12 cm。

(4) 阶梯：高低两种，带扶手与不带扶手的两种。

(5) 斜坡：倾斜角度最好能调节。

(6) 不平整路面：砂道、凹凸不平路面、左右稍倾斜的路面。

(7) 障碍物：可用各种木块代替。

(8) 其他：横木墙、垫子、椅子、拐杖、手杖、助行器等。

2. 截肢者训练时应备的物品

(1) 鞋底不滑的鞋：尽量轻，且易在假脚上穿脱。

(2) 上、下分开的服装：若为膝以上截肢的患者，裤子内侧应设有拉链，以便于假肢穿脱。

(3) 其他：毛巾、滑石粉、残肢套、接受腔引布等。

3. 单侧小腿截肢者的训练(以 PTB 为例)

(1) 穿戴假肢：将残肢套套在残肢上，再将残肢插入接受腔。最后将上部长出的残肢套折下，使膝上部整齐。

(2) 站立位训练：为使重力线落到跖趾关节与足跟后缘的中央，站立时身体稍向前用力，不要让假脚的前缓冲器松弛，双腿保持均匀承重。可在健侧与残侧脚下各放一台体重计，使两台体重计指针均衡。

(3) 用假肢侧单腿站立：在平行杠内练习，开始时双手扶杠，最后双手离开平行杠。要注意使骨盆保持水平(往往是以有上身略有倒向健肢侧的感觉为好)。

(4) 平行杠内的步行训练：应注意双脚迈进的步长尽量一致(原则上假肢侧步长可稍短)。为防止足跟着地时出现膝猝屈而股四头肌用力抗衡的情况，在使用静踝软跟脚(SACH)时，应当有后跟下陷的感觉。

(5) 平行杠外的步行训练：如果已能在平行杠内双手不扶杠行走的话，那么在训练室内平地行走就比较容易。为获得好的步态，要努力缩小双脚的间隔(步宽)；且行走时不要低头，眼睛要平视前方，这样身体自然就会挺直。当能够较好地在平地上行走之后，再到不平整路面行走和进行上下阶梯、坡路的训练。

4. 单侧大腿截肢者的训练(以吸着式为例)

(1) 穿戴假肢

1) 让患者坐在椅子上(或站立)，残肢上扑敷滑石粉。

2) 用较光滑的引布包好残肢，前面包到腹股沟，后边包到坐骨结节，注意包布最好不要有折皱。

3) 将残肢放入接受腔内，把引布从阀门孔中抽出，使残肢在接受腔内插牢。此时，患者取站立位，膝关节保持伸展状态，假脚置于健脚前方的 20 cm 处，用截肢侧手按住接受腔上方，以免腰部屈曲，并以健侧手抽出引布。抽布时要注意残肢皮肤的感觉，了解哪个部位拉引得不够，以免使残肢发生扭曲；如果边抽引布边屈伸健侧下肢，让残肢和接受腔之间有轻度活塞运动，则更易将残肢完全引入接受腔。同时，要注意残肢在接受腔内的位置，以残肢内前侧的长收肌腱位于接受腔前方的壁角为宜。

4) 抽完引布后，再适当调节一下残肢皮肤在接受腔上缘周围的紧张度，然后装上阀门。

(2) 站立位的平衡训练：这一基本训练的重要性就在于培养残肢对假肢的习惯感觉，获取体重移往假肢时的平衡功能，并正确掌握步行周期中各个阶段的状态，以便从一开始练习步行就养成良好的步态习惯。站立位的平衡训练，要在平行杠内或利用横木墙或一般墙面进行。

1) 站在横木墙(墙面)前 80 cm 处，上身倾向横木墙，此时必须依靠髋伸肌用力，以防屈膝。

2) 背向墙面，站立在离墙 50 cm 处，将上身后倾倚墙。

3) 站在平行杠内，在无支撑的情况下做投球、接球的训练。治疗师投球时，应以使患者的上身能前后、左右倾斜为目标。

4）在地板上拍着球转身。

(3) 平行杠内的平衡训练图 3－12 所示的是站立位训练，要依次进行将体重移至假肢侧、交替屈膝、前后踩脚、侧向移动等项训练。训练中注意不要低头，眼睛平视前方，肩端平，腰挺直。开始时双手扶杠，以后逐渐放松握杠的双手。

(4) 平行杠内的步行训练：双脚间隔保持 10 cm 左右。

1）假肢的迈步训练（图 3－13）：此项训练的重点是体会用力屈曲残肢使假肢小腿摆出和伸展膝关节时的感觉。如将假肢后退一步，使假肢承重；在假肢脚尖接触地面的状态下，将体重移向健肢侧；向前迈出假肢，使其足跟落在健肢脚尖前方；为使膝关节保持伸展位，臀大肌要用力防止膝猝屈。

2）健肢的迈出训练：此项训练的重点是通过大幅度地迈出健肢来伸展残肢的髋关节，并掌握假肢后蹬时的感觉。如将健肢后退一步，使其完全承重；将体重移至假肢侧，挺直腰迈出健肢，并尽量使迈出距离大些；提起假肢后跟，使脚尖部位承重，弯曲膝关节。

3）交替迈步行走训练：完成上述两项训练后，便可在平行杠内做步行训练，注意健肢迈出的步长不要小，腰身要挺直，残肢要向正前方摆出。同时，在假肢支撑相，要使骨盆在假肢上方水平移动；如果能保持骨盆水平，上身就不会向假肢侧倾斜。为此，应尽量减小步行时的步宽。练习转换方向时，可指导患者将体重处于身后的假肢足趾部，并以这一位置为支点做 180°旋转，也可以双脚后跟为轴进行旋转。

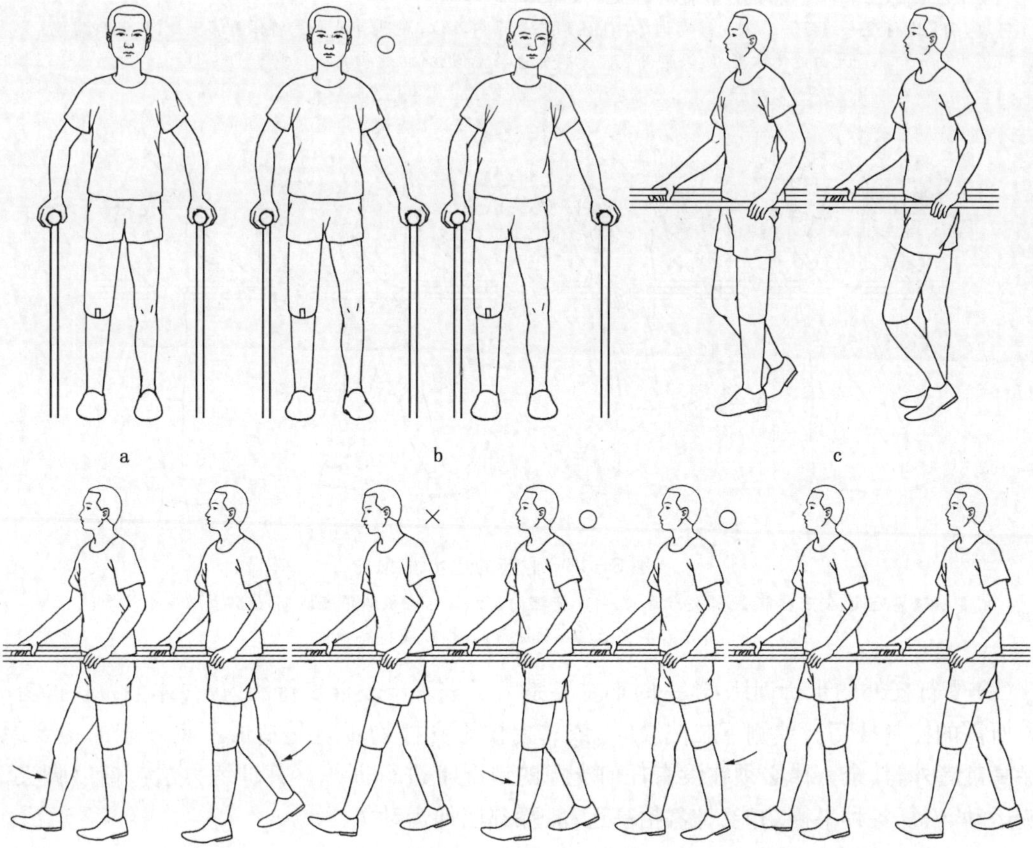

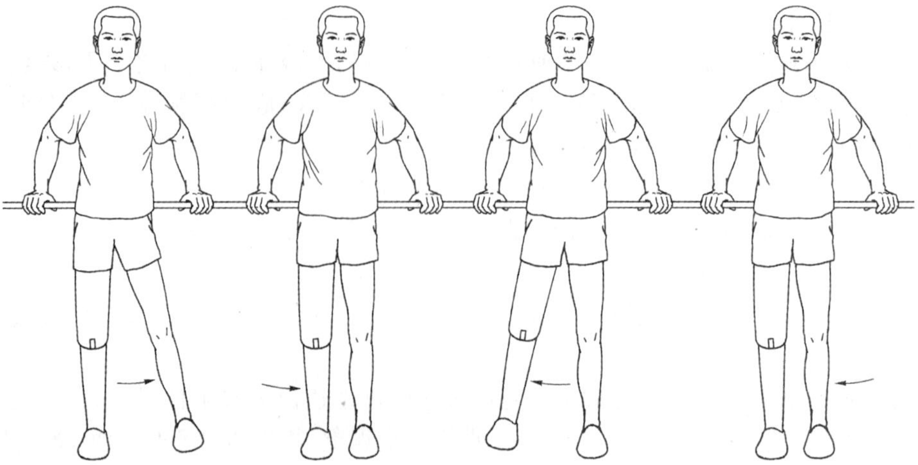

e

图 3-12　平行杠内的平衡训练

a. 平行杠内站立：两脚分开，相隔 10 cm　b. 体重移至假肢侧：骨盆向残肢移动超过肩部，使体重加在足底外侧。肩、骨盆保持水平。躯干不可侧屈，也不可屈曲健侧膝关节　c. 交替屈膝训练：脚跟离地、屈膝、再伸膝，这一训练是为了进行假肢膝关节的屈曲　d. 前后脚踩脚训练：① 将健脚踩向前、踩向后，在踩下时将体重全部转移上去，目的是练习假肢承重（当假肢在健肢前面时，要谨防假肢膝猝屈——打软腿）。②将假脚踩向前踩向后：同样在踩下时将体重全部转移上去。务须注意依靠残肢保持假肢膝关节处于伸展位，以及健脚足底要平着地面（上身不可前倾）。③健脚与假脚交替踩：健脚向前、后各踩 3 次，然后换假脚向前、后各踩 3 次，反复进行这一练习　e. 侧向移动训练：①使假脚处于内收位，健脚外展。②将体重移至健侧，假脚靠拢。③由健侧承重，使假脚外展。④将体重移至假肢侧，健脚靠拢。重复①～④。

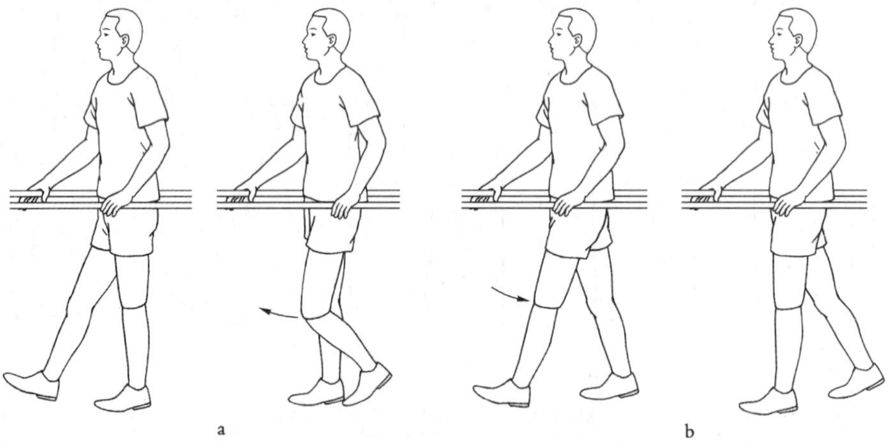

a　　　　b

图 3-13　假肢的迈步训练

a. 假脚蹬离地面：使残肢前屈，膝关节屈曲，将小腿摆向前方　b. 在假脚跟着地期，使膝关节完全伸展，并以残肢向后推压接受腔后壁，以获得膝稳定

(5) 平行杠外的步行训练：这一时期主要是为了进一步改善步行能力，并体会为获得更顺畅步态所需的控制技巧。单侧下肢截肢时，依靠拐杖等支撑物步行是造成不良步态的主要原因，故除高龄者外，其余一律必须在没有任何支撑的情况下进行训练。其训练方法包括以脚尖部做回旋运动、恢复各种平衡功能、骨盆抬高运动、膝部屈伸运动等。

(6) 日常应用动作训练

1) 坐在椅子上,再站起来的训练(图 3 - 14):注意训练时要适当降低椅面的高度。

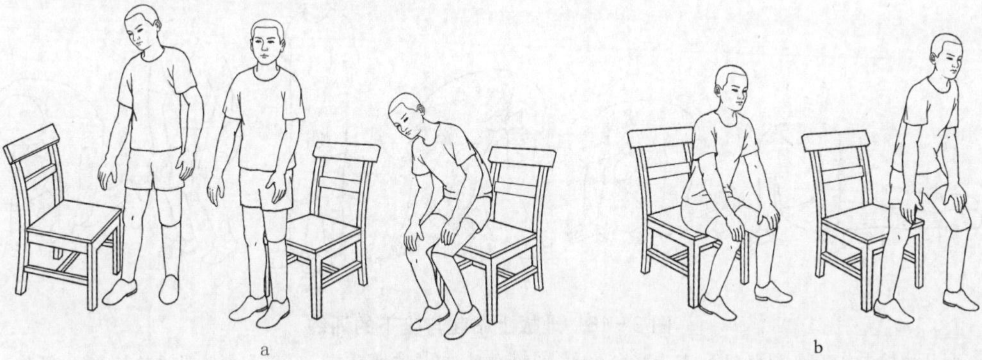

图 3 - 14 坐椅动作训练

a. 坐到椅子上的动作:①靠近椅子,由健肢承重。②由健肢的脚尖回旋,再将假肢的脚并拢于坐姿位置。③屈假肢膝关节,前倾上身,并以健肢承重,屈膝坐到椅子上 b. 从坐位上站起动作:①健脚托向后方,假脚置前,上身前倾。②用健肢承重,伸展髋关节与膝关节而站起来。

2) 上、下楼梯训练(图 3 - 15):上楼梯时,健脚先上,再将假肢提上去并拢,如此逐级台阶上去。下楼梯时,先下假肢,再下健脚与之并拢,逐级台阶下来。两脚交替下楼的方法,只有在健肢肌力较强而残肢又较长的情况下才可进行。下台阶时假肢脚尖要伸出台阶边缘(采用单轴膝与安全膝的鞋跟位置略有不同,见图 3 - 15c),假肢承重,健脚下一步,健脚着地时假肢屈膝,假脚迈下一步。

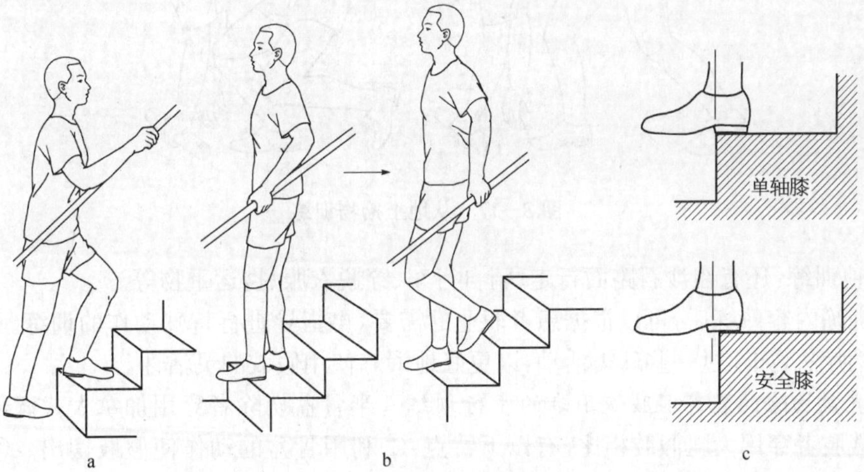

图 3 - 15 上、下楼梯训练

3) 上、下斜坡训练:上坡时,健肢步长要大些,残肢屈髋后假肢再迈步,躯干尽量前倾。下坡时,假肢步长要小些,健肢要快步跟下来,谨防失去平衡而跌倒。

4) 地板上站起来及坐下的训练:见图 3 - 16。

5) 跨越障碍物训练:向前跨越时,假肢承重,健肢先跨,然后健肢承重。身体尽量前倾,残肢屈髋带动假肢跨过障碍物。横向跨越时,健肢靠近障碍物站立,假肢承重,健肢先横跨过障碍物,然后健侧承重,以健脚为轴心,假肢向前上方抬起跨过障碍物。

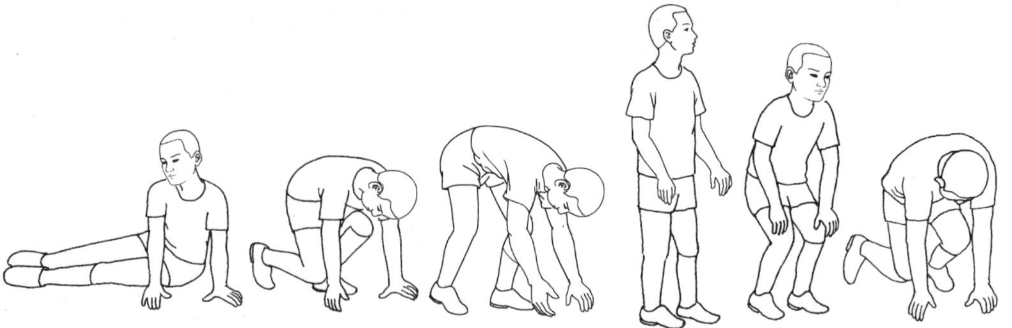

图 3-16　地板上站起与坐下的训练

a. 从地板上站起：①假肢朝下，双手横向触地。②屈健肢，双手支撑体重。③手和健肢用力抬起身体，假肢向前站立　b. 坐到地板上：①健肢支撑体重，假脚置于健脚后半部。②弯腰，随着屈髋，健肢承重，下蹲。③双手下垂撑地，慢慢坐下

6）从地上拾物训练：有两种方法。一种是假肢在前，健肢向后伸直，健侧屈膝，弯腰拾物（图 3-17a）。另一种是后面的健肢也屈膝屈髋，弯腰拾物（图 3-17b）。

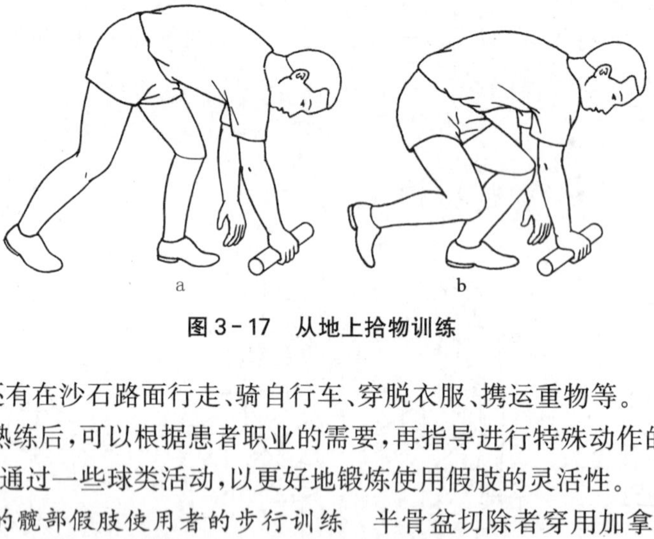

图 3-17　从地上拾物训练

7）其他训练：还有在沙石路面行走、骑自行车、穿脱衣服、携运重物等。

以上训练内容熟练后，可以根据患者职业的需要，再指导进行特殊动作的训练。此外，对患者施以运动疗法，如通过一些球类活动，以更好地锻炼使用假肢的灵活性。

5. *半骨盆切除的髋部假肢使用者的步行训练*　半骨盆切除者穿用加拿大式髋部假肢的步行与大腿截肢者穿用大腿假肢相比，有以下特点：①利用骨盆的动作使假肢摆出。②不存在左右稳定性问题。③由步长控制装置确定假肢的迈出步长。④膝关节屈曲少。⑤接受腔与残肢间的活塞运动大。

在髋部假肢步行中，多出现活塞运动现象，且腿部摆出力不足，膝关节很少屈曲，因而产生摆动相的步态异常，且划弧步行和踮脚步行同时出现的情况比较多。

（1）平行杠内的训练

1）站立位平衡训练：将假肢稍后一点站立，像大腿假肢训练那样，前后移动体重。体会假肢足跟提起，用足趾承重和腰部向下用力的感觉。

2）假肢的摆出训练：将假肢后退半步站立，将体重全部加在假肢的足趾部（髋关节缓冲装置

积蓄反弹力)。然后急速摆动假肢侧骨盆,向前摆出下肢假肢,使假肢足跟在健肢前方落地。此时,虽不能完全避免某种程度的骨盆内旋,但在截肢者意识上一定要保持向前方摆出,不能有向内侧扭转的感觉。

3) 健肢的摆出训练:将健肢后退半步站立,一边将体重移向假肢一边摆出健肢,注意必须足跟先着地。

4) 步行训练:反复进行假肢、健肢的摆出训练的动作。手扶杠的位置不要太靠前,否则身体会前屈,假肢难于摆出。训练时先双手扶杠,然后单手扶杠,最后松开两手步行。

(2) 平行杠外的训练:在平地慢慢练习步行,直到行动自如。最初常会出现步态异常的,如果有假肢足尖触地现象,可以将假肢长度缩短 1.5~2 cm。

注意,如果髋部假肢的接受腔适配不好,或者假肢过重,就会造成接受腔与残肢间的活塞运动过大,从而不能实际用来步行。最近使用的组件式下肢假肢比过去的传统假肢容易步行,这是因为假肢的重量已减至约 3.5 kg,而且膝关节的性能特别是摆动相控制装置更为完善的结果。今后,随着储能脚的开发和使用,对髋部假肢来说,其步行效果可能会更好。

6. 膝部假肢及赛姆假肢使用者的训练 使用膝部假肢或赛姆假肢时,都可以残肢末端承重,训练时遵循大腿假肢或小腿假肢的训练方法进行。对于膝部假肢的膝关节摆动相控制装置要认真分析其使用价值,特别是对于膝离断假肢。由于膝离断假肢使用者的步行速度比大腿假肢使用者的步行速度快得多,为适应这种高性能要求,最好采用液压式摆动相控制装置。

7. 两侧下肢截肢者步行训练的特殊性

(1) 两侧大腿截肢者:训练时首先要鼓励患者树立信心和克服困难的勇气,尤其是当残肢较短时。

1) 利用短桩假肢(stubbies)作为临时假肢进行训练,残肢长时可用吸着式,残肢短时可装肩吊带并采用船底型(图 3-18)。可训练 1~2 个月然后换用正常的假肢。

2) 装配正式假肢后,先在平行杠内训练,大致获得步行的固定形态后便可换成拄双拐步行。大约经 7 周的训练,再由两拐杖改为两手杖步行。当训练到能持续步行 1 km 左右时,即可转为实用训练。

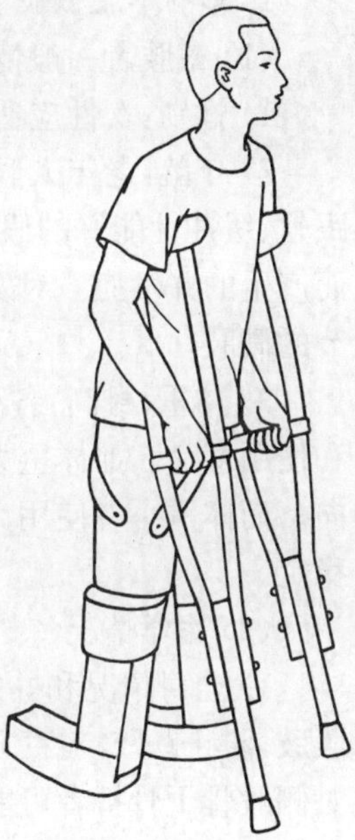

图 3-18 短桩假肢

3) 对于两侧大腿截肢者,首先要反复练习在椅子上坐下、站起来和从地面站起的动作。坐椅子时,用一只手和对侧的拐杖支撑体重,然后旋转上身坐下(图 3-19),站起时与此动作相反。从地面站起时,用一只手和对侧拐杖撑地,伸腰站起(图 3-20),注意在站起时两侧假肢的膝关节必须保持伸展位。

(2) 一侧大腿、一侧小腿截肢者:有时也像两大腿截肢那样,先在大腿残肢侧装上短桩假肢,再使小腿残肢保持屈膝位,装上护膝垫来练习步行。但在一般情况下,当在小腿残肢侧装上假肢后,多半都可做到拄双拐步行,然后进行与一侧大腿截肢相同的步行训练。

对于年轻而且残肢较长的一侧大腿、一侧小腿截肢者来说,多数能实现无杖步行。

(3) 两侧小腿截肢者:由于保留双侧膝关节的功能,相对于双侧大腿截肢的训练要容易得多,可参照其训练方法。

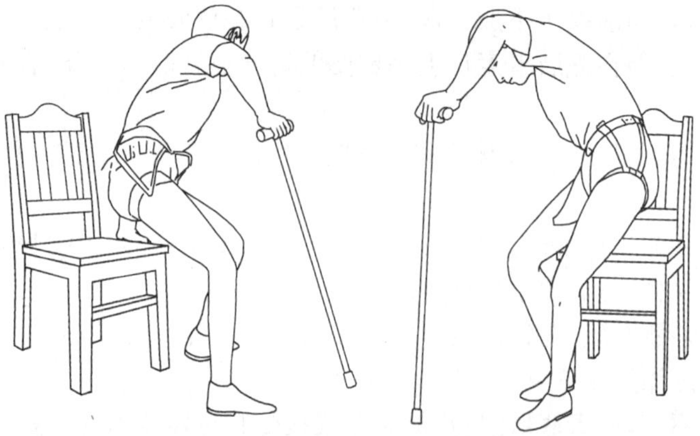

图 3-19　双侧大腿截肢者坐椅子的姿势

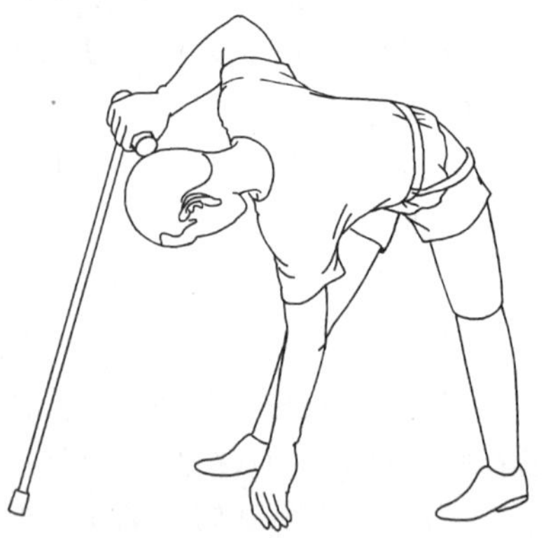

图 3-20　双侧大腿截肢者从地上站起的姿势

（三）下肢假肢处方

1. 影响下肢假肢装配的主要因素

(1) 截肢者一般情况的影响

1) 性别：女性应适当注意假肢外观，多选用骨骼式假肢。

2) 年龄：老年人假肢应注意选择穿脱方便、不太费力、重量轻、膝关节稳定性好、假脚轻、后跟软、缓冲性能好的假肢。此外，应尽早安装，早期下地可以预防呼吸系统、泌尿系统的因卧床而产生的并发症。对发育中的儿童应注意选择耐用性好、假肢长度容易调节、承重力线容易调节的假肢。

3) 体重、身高：各种假肢部件都有特定的体重使用范围，应正确选用，否则会影响使用性能和使用寿命。如体重大者使用小腿假肢时若选用了后跟过软的假脚，站立时就会有向后倒的倾向。而体重小者使用大腿假肢时若选用了后跟过硬的硬踝假脚，则步行中会引起膝关节的不稳定。

(2) 医学情况

1) 全身情况和并发疾病：对全身情况不好，并发有心、肾疾病者应当尽量选用轻型而稳定的假肢，防止跌跤；对糖尿病患者应注意防止接受腔磨破皮肤引起的感染；小腿截肢者并发同侧或对侧股骨干骨折者可能影响假肢长度的设计。

2) 截肢原因：对因血管性疾病截肢者应注意防止皮肤损伤，小腿假肢接受腔制作应注意不宜过多地压迫腘动脉；对大腿截肢者应注意不要压迫股三角部位，宜使用坐骨包容式接受腔；对恶性肿瘤截肢者宜早期安装假肢，接受腔的容积应当是可调的。

3) 常见残肢的局部医学问题：①小腿截肢如残肢过短、残侧关节有过伸畸形或侧方不稳者，宜选用包膝式或踝上悬吊式接受腔，以便稳定关节。当同时并发残肢承重功能不良时，宜加用金属膝铰链和大腿围帮以分担部分体重。大腿残肢过短者应选用稳定性好的膝关节。②残肢体积不稳定者，常见于截肢术后早期，体重变化过大者，或并发有心肾疾病和由于内分泌紊乱引起的下肢浮肿。对这类截肢者应嘱咐其在不用假肢时，应注意缠绕弹力绷带和选用容积可调的接受腔。③残肢末端承重功能不良者，无论大腿还是小腿假肢，不宜勉强制作密闭式全面接触接受腔，宜选用开放式接收腔，以避免残肢末端软组织发生淋巴淤滞性炎症。④残肢并发有大面积不规则瘢痕者，可以选用硅橡胶类的、软的内接受腔，也可以涂些凡士林油剂，以减少残肢皮肤与腔内壁之间的摩擦。⑤残肢皮肤出汗过多者，除注意清洁残肢，使用些收敛粉剂外，应注意选用和经常换用棉线的残肢袜套。⑥关节挛缩畸形者，如小腿截肢短残肢者屈膝畸形不大于20°，大腿截肢者屈髋畸形不超过10°，只要装配时加大接收腔初始屈曲角度，则不影响假肢应用。过大的关节屈曲畸形或长残肢并发的关节畸形，都会严重的影响假肢的使用。⑦双侧下肢截肢者中，若为双小腿截肢，由于其应用双侧人工踝关节，应注意正确地选用单轴踝的缓冲垫。而对双大腿截肢者，一般术后先装配双侧临时用的短桩假肢进行训练。

4）环境因素的影响：①穿用的鞋。一般穿用下肢假肢者应穿用固定后跟高度的鞋。如果需要更换不同后跟高度的鞋，则需选用单轴可调踝关节跖屈、背屈角度的踝足部件。如果选用了硬踝软跟假脚（SACH 脚）则必须把常用的鞋交给假肢技师，按鞋跟的高度装配和调节对线。②居住环境。小腿截肢者居住农村、山区的，宜选用单轴或万向轴的假脚，以适应不平的路面。大腿截肢者居住在农村的应注意选择稳定性好的膝关节。③职业。体力劳动者应注意假肢强度，如小腿截肢而需要经常搬重物者，应加用金属膝铰链和大腿围帮，以增加稳定性和分担体重。④费用来源和经济情况。目前假肢价格相差悬殊，应当根据需要，量力而行，不要盲目地追求高价位假肢。⑤假肢装配机构设施水平。其受假肢部件供应、技师水平、日后假肢维修方便程度等因素的影响。⑥截肢者使用下肢活动量的需求。下肢活动量判定是个复杂问题，原则上是老年人、走路不多者选用轻便假肢，而对体力劳动者、残疾人运动员的假肢就要求十分坚固、耐用。对某些年轻而喜欢运动的小腿截肢者可选用储能性假脚，对年轻的大腿截肢者若需要有时慢走、有时快走、有时甚至需要跑的，则可以选择步频跟随性能好的大腿假肢。

2. 下肢假肢处方格式　目前我国下肢假肢处方尚无统一格式，表 3-2 提出的处方格式仅供参考。

表 3-2　下肢假肢处方

病案号：

姓名：	性别：	年龄：	职业：	病房：	室：	床：
工作单位：			电话：		邮编：	
家庭住址：		截肢原因：		现用假肢情况：		
截肢部位（左、右、双侧）：						
残肢长：	左		右		厘米	
截肢手术医院：			电话：		医师名：	
全身检查：						
残肢检查：						
（下肢残肢处方内容）：						
接受腔形式：						
髋部用	大腿	膝关节离断	小腿	赛姆	部分足	足趾
加拿大式 侧铰链式 托盘式 （　）	插入式 全接触式 吸着式 坐骨包容式 （　）	插入式 全接触式 开口式 （　）	插入式 PTB 式 PTES 式 PTK 式 TSB 式	插入式 全接触式 开口式 （　）	足套式 小腿式 短支架式 （　）	

（续表）

姓名：	性别：	年龄：	职业：	病房：	室：	床：

外接受腔材料：（皮革）、（丙烯酸树脂）、（不饱和聚酯树脂）、（塑料板）、（玻纤或碳纤维增强）

内接受腔（有、无）材料：（皮革）、（泡沫塑料海绵）、（硅橡胶）、（软塑料板）、其他（　　）

支承部：壳式（合成树脂、铝合金、不锈钢、塑料、木材、碳纤维、塑料）
骨骼式：（组件式、普通式）：材料（铝合金、不锈钢、普通钢、碳纤维、塑料）

髋关节：加拿大式（　　）铰链式、托盘式、其他（　　）

膝关节：单轴膝铰链式（　　）壳式单轴膝铰链式（　　）多轴式（　　）
承重自锁式（　　）气（液）控制式（　　）锁定式（　　）
定摩擦式（　　）变定摩擦式（　　）智能式（　　）
材料：（钛合金）、（不锈钢）、（普通钢）、（碳纤维）、（塑料）、其他（　　）

踝关节：单轴式（　　）、多轴式（　　）、固定式（　　）
材料：（钛合金）、（不锈钢）、（普通钢）、（碳纤维）、（塑料）、其他（　　）

假脚：单轴脚、多轴脚、SACH脚、储能脚（　　）、其他（　　）：后跟高：　　　厘米

悬吊装置：（肩吊带）、（髋吊带）、（骨盆带）、（腰斜吊带）、（大腿围帮）
（髋上环带）、（吸着悬吊）、其他（　　）
材料：（布带）、（皮革）、（合成纤维）、其他（　　）

附件：（膝旋转盘）、（扭矩缓冲装置）、其他（　　）

安装下肢假肢的特殊注意事项：

开处方单位：　　　　预计假肢费用：　　　元

开处方日期：　　年　　月　　日　　签字：

第四章
助行器与轮椅

导学

通过学习，应掌握助行器和轮椅的定义、功能和分类，常用助行器和轮椅的适用范围，助行器适宜长度的选择；熟悉轮椅的基本构造及各自的优缺点，选用不同种类助行器和轮椅的基本原则，轮椅的临床应用。

第一节　概　　述

助行器和轮椅都属于肢体残疾类辅助器具，如按照使用功能分类则属于个人移动辅助器具，是供残疾人使用的、能改善残疾人功能状况的器具。目前，这类辅助技术在全面康复中发挥着越来越重要的作用，成为残疾人生活中的一个组成部分。我国早在 20 世纪 80 年代即提出研究和生产残疾人辅助器具的计划，1996 年国家技术监督局制订了《残疾人辅助器具分类》的国家标准，并于 2002 年、2004 年两次修订。

一、助行器和轮椅的功能

助行器和轮椅在一定程度上消除了残疾人的缺陷和不足，克服了其自身的功能障碍，因而实现了残疾人的平等、参与和共享，扩大了残疾人的生活和工作的范围。助行器和轮椅的功能有以下几点：①提高运动功能，减少并发症。②提高生活自理能力，改善生活质量。③节省体力。④增加就业机会，减轻社会负担。⑤改善心理状态。⑥节省人力资源，减轻照顾者的负担。

二、选用原则

使用辅助器具的目的是通过使用合适的辅助器具来完成日常生活活动或某种工作，因而在选用助行器和轮椅时，也要注意选用原则：①通过代偿与适应的方法，选用辅助器具以完成日常生活活动。②合理选用，减少体能消耗，预防并发症。③选用时必须考虑使用者的个人情况。

④符合患者所处环境要求。⑤考虑患者生活方式及个人爱好。⑥美观、安全、耐用，使用方便、舒适，维修便利。

第二节 助 行 器

一、定义

在医学上将辅助人体支撑体重、保持平衡和行走的工具称为助行器(walking aids)，也称步行器、步行架或步行辅助器等。

二、分类

根据其结构和功能，可将其分为助行杖和助行架两大类。

1. 助行杖(crutch) 根据杖的结构和使用方法，可将其分为手杖、臂杖、腋杖和平台杖四大类，每一类又包括若干种类(图 4-1)。

(1) 手杖(stick)：手杖是一只手扶持以助行走的工具，有以下几种。①单足手杖：用木材或铝合金制成(图 4-1a、b、c)，适用于握力好、上肢支撑力强者，如偏瘫患者的健侧、老年人等。②多足手杖：由于有三足或四足，支承面广且稳定性好(图 4-1d、e)，多用于平衡能力欠佳、用单足手杖不够安全的患者。

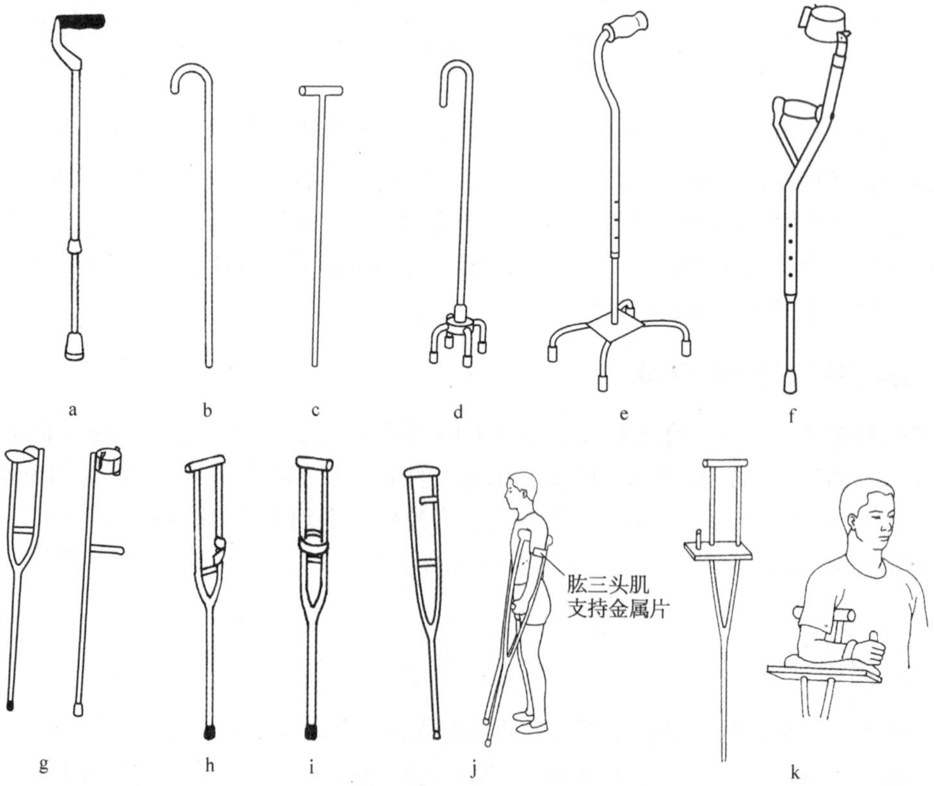

图4-1 各 种 杖

(2) 臂杖(forearm)：根据臂套的位置可分为前臂支撑型(臂套位于肘关节下方)和肱三头肌支撑型(臂套位于肘关节上方)，其中常见的前臂杖亦称洛氏拐(Lofstrand crutch)，是以前臂和把手共同承重，在其上端有臂套，中部有杖柄，杖柄和臂套之间的一段向后倾斜使臂套承受一部分体重，其把手的位置和支柱的长度可以调节，夹住前臂的臂套为折叶式，有前开口和侧开口两种(图 4－1f、g)。此拐杖可单手用也可双手用，适用于握力差、前臂较弱但又不必用腋杖者。优点为轻便、美观，且用拐时手仍可自由活动，如需用该手开门时，手可脱离杖柄去转动门把手，而不用担心臂杖脱手，这是臂套仍将拐固定在前臂上的缘故。此拐的缺点是稳定性不如腋拐。

(3) 腋杖(axillary crutch)：腋杖可靠稳定，用于截瘫或外伤较严重的患者，包括固定式和可调式(图 4－1h、i、j)。

(4) 平台杖(platform crutch)：又称类风湿拐(图 4－1k)，有固定带，可将前臂固定在平台式前臂托上，前臂托前方有一把手。由前臂负重，把手起掌握方向的作用。用于手关节损害严重的类风湿患者或手部有严重外伤、病变不宜负重者。

2. 助行架(walking frame)　这是另一种常见的助行器，一般是用铝合金材料制成的金属框架，自身很轻，可将患者保护在其中。助行架较助行杖支撑点多，能够更有效地支持体重，减轻下肢的负重，保持身体的平衡，提高使用者的站立和行走能力。

助行架主要是按产品结构分类和按使用的支撑方式分类，按结构分类为固定式、交互式、轮式和平台式等(图 4－2)，按支撑方式分为手撑式、手扶式和臂支撑式等。助行架与助行杖不同的是支撑点增加，支撑面扩大，有较高的稳定性，能更适合下肢有些支撑能力和迈步能力，但肌力很弱、平衡和协调能力很差，或不适宜使用各类助行杖的身体功能障碍者和老年人使用。

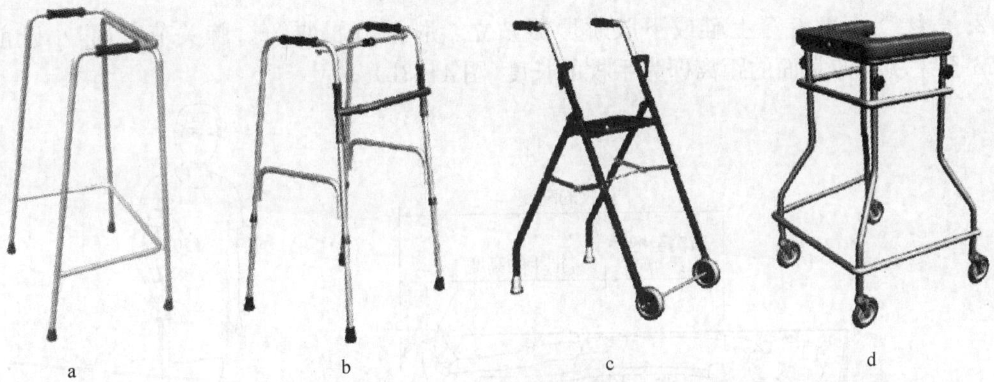

图 4－2　各种助行架

a. 固定式助行架　b. 交互式助行架　c. 两轮助行架　d. 平台式助行架

(1) 固定式助行架：又称讲坛架(pulpit frame)，如图 4－2a，为框架结构，是最简单的助行架，具有很高的稳定性能，需要抬起助行架前行。主要用于上肢功能健全、下肢平衡能力较差的步行困难者，以及长期卧床需要进行步行训练者。常用来减轻一侧下肢的负荷，如下肢损伤或骨折不允许负重时，此时双手提起两侧扶手，同时向前放于地面以代替一足，然后健腿迈上。

(2) 交互式助行架(reciprocal walking frame)：如图 4－2b，为框架结构，助行架两边装有铰链，交互式前进。对于上肢肌力较弱的使用者，不需抬起助行架进行前移，而是依靠两侧交替的推动助行架来实现前移。

(3) 两轮助行架：如图 4－2c，前面装有固定脚轮，后面的支脚垫有一定的摩擦力和防滑性能。其具有很好的力向性，但转弯不够方便，使用者可以靠推动助行架前移。适用于下肢肌力低下、慢性关节炎患者和脑血管疾病引起的步行障碍者使用，也可用于长期卧床者的步行训练。

(4) 平台式助行架：如图 4－2d，其带有前臂支撑平台和两个活动脚轮与两个固定脚轮，特点是支撑面积大，稳定性能更好。适用于全身肌力低下者、脑血管疾病引起的步行障碍者、慢性关节炎患者以及长期卧床者的步行训练等。

(5) 老年人用步车：此车有四个轮，移动容易，不是用手握操纵，而是将前臂平放于垫圈上前进。适用于步行不稳的老年人，但使用时要注意保持身体与地面垂直，否则易滑倒。

(6) 腋窝支持型助行架：由两腋窝支持体重而步行，有四个脚轮，体积最大，用于上肢肌力差者。

(7) 单侧助行架：稳定性好，适用于偏瘫患者或用四足手杖仍不够稳定的患者，其缺点是比四足手杖重。

三、临床应用

(一) 助行器长度的选择

选择合适长度的杖是保障患者安全、最大限度发挥杖功能的关键。

1. *腋杖*　确定腋杖长度最简单的方法是身长减去 41 cm 即为腋杖的长度，站立时大转子的高度即为把手的位置，测量时患者应着常穿的鞋站立。若患者下肢或上肢有短缩畸形，可让患者穿上鞋或下肢矫形器仰卧，将腋杖轻轻贴近腋窝，在小趾前外侧 15 cm 处与足底平齐处即为腋杖最适当的长度(图 4－3a)。

2. *手杖*　让患者穿上鞋或下肢矫形器站立。肘关节屈曲 30°，腕关节背屈，小趾前外侧 15 cm 至手腕背伸掌面的距离即为手杖的长度(图 4－3b)。

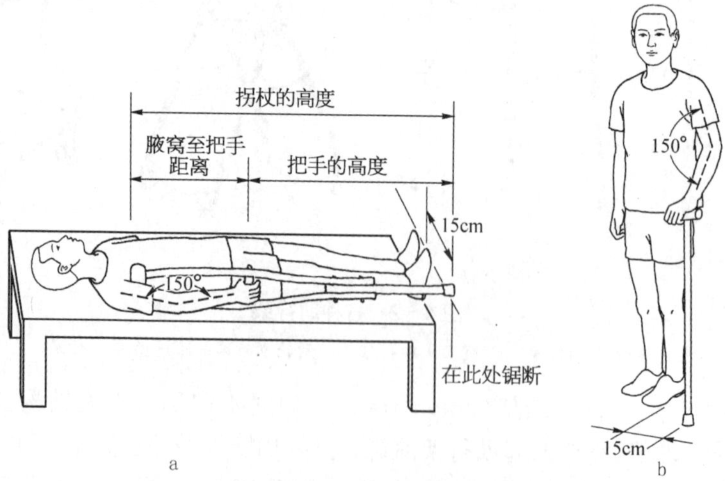

图 4－3　腋杖和手杖长度的确定方法

a. 腋杖　b. 手杖

3. *臂杖*　其中前臂支撑型臂杖的杖柄与臂套之间的距离应小于患者前臂的长度，即小于掌心到肘关节的长度，一般臂套上缘应位于肘关节下方 2.5 cm 的部位，手柄的高度同手杖。肱三头肌支撑型臂杖的杖柄与臂套之间的距离应大于患者前臂的长度，臂套的下缘一般位于肘关节下方 2.5 cm 的部位，手柄的高度同手杖。

4. 平台杖　其长度的测量是以自然站立位，测量肘关节尺骨鹰嘴到平台杖末端的距离。

5. 助行架　固定式、交互式和轮式助行架高度的测量同手杖，平台式助行架的高度同平台杖。

(二) 适用范围

一般来说，手杖适用于偏瘫患者或单侧下肢瘫痪者，臂杖和腋杖适用于截瘫患者。助行架的支撑面积大，较腋杖稳定，多在室内使用。

1. 手杖　上肢和肩部的肌力正常才能使用手杖，如偏瘫患者的健侧、下肢肌力较差的不完全性截瘫患者。握力好、上肢支撑力强的患者可选用单足手杖，如平衡能力和协调能力较差应选用三足或四足手杖。

2. 臂杖和腋杖　①双下肢完全瘫痪(T_{10}以下截瘫，必须使用大腿矫形器)，可使用双腋拐步行；单侧下肢完全瘫痪，使用一侧腋拐步行。②双下肢不完全瘫痪时，根据下肢残存肌力情况，选用腋拐或前臂杖。③一般选用标准型前臂杖进行训练，如患者将腋杖立起，以手扶把手亦能步行时，则可选用前臂杖。④肱三头肌力减弱时，肘的支持能力降低，选用肱三头肌支撑型臂杖；肘关节稳定性差时，选用有腕关节固定带的前臂杖或腋杖。⑤肘关节屈曲挛缩，不能伸直时，可选用平台杖。

3. 助行架　两上肢肌力差、不能充分支撑体重时，应选用腋窝支持型助行架。上肢肌力正常，平衡能力差的截瘫患者可选用交互式助行架。

(三) 使用方法

以下是以截瘫和偏瘫为例，介绍杖的使用方法。截瘫患者常需使用两支腋杖才能行走，偏瘫患者一般只用单侧手杖，两者的使用方法不同。

1. 截瘫患者的腋杖使用训练　包括使用腋杖提高平衡功能的训练和实际使用腋杖进行移动步行的训练。

(1) 使用腋杖的平衡功能训练：①利用腋杖使身体的重心向前后、左右移动。②向前方、侧方交替抬起腋杖。③向前方、后方交替移出腋杖，然后将两根腋杖同时向前方、斜前方、后方移出。④两手松开腋杖，保持平衡。⑤倒握腋杖，离开腋窝，放于上臂处。⑥腋杖放于身后，取下坐的姿势，伸腰，身体弯曲。⑦拿开腋杖放在一起，用一只手握住，另一只手扶着支持物并向前弯曲。⑧倒握两根腋杖，离开腋窝，放于上臂处，并向前深弯腰。⑨利用两根腋杖，使一侧的骨盆抬起，然后抬起整个骨盆，一只脚前后甩动。

(2) 使用腋杖的步行训练：根据腋杖和脚移动的顺序不同，分为以下几种形式。

1) 交替拖地步行：方法是伸出左腋拐→伸出右腋拐→两足同时拖地向前，到达腋杖附近。

2) 同时拖地步行：又称摆至步，如图 4-4，即同时伸出两支腋拐→两足同时拖地向前，到达腋杖附近。

3) 摆过步行：如图 4-5，常在摆至步成功后开始应用，方法与摆至步相似，但双足不拖地，而是在空中摆向前，故步幅较大、速度快，患者的躯干和上肢必须有较好的控制力，否则容易跌倒。

4) 四点步行(four point gait)：方法是先伸出左腋拐→迈出右脚→伸出右腋拐→迈出左脚。这种步态在有上抬骨盆肌肌力时即可进行，方式接近自然走路，稳定性好，但速度慢。

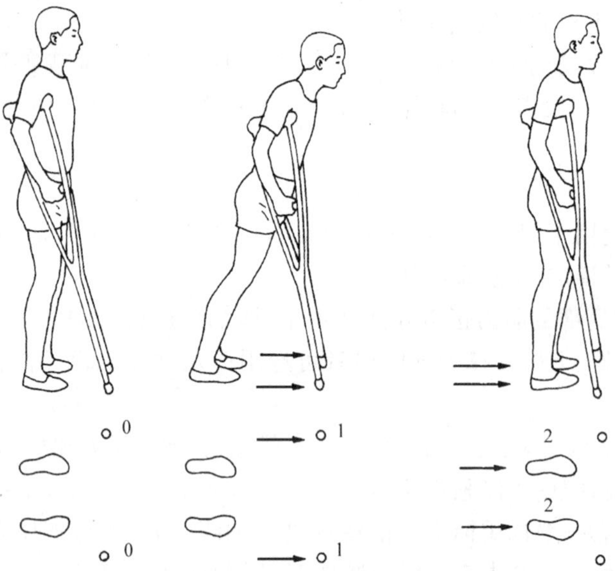

图4-4 摆 至 步

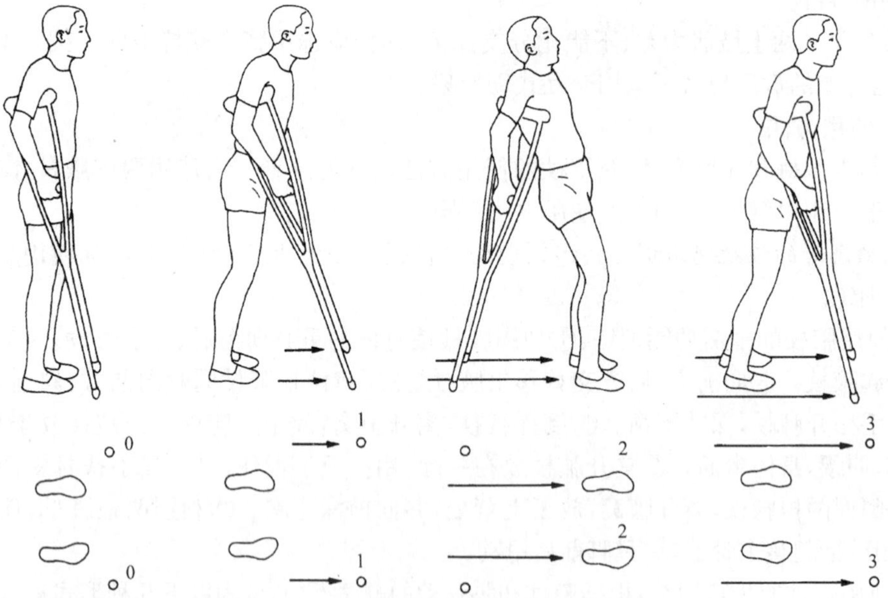

图4-5 摆 过 步

5）三点步行(three point gait)：方法是先将两侧腋杖同时伸出→迈出肌力较差的一侧脚→再将对侧脚(肌力较好的一侧)迈出。此方法主要是用双拐支撑体重，免去或减轻病腿的负担。

6）两点步行(two point gait)：方法是一侧腋拐和对侧足同时迈出→迈出另一侧的腋拐和足。此步态常在四点步行后应用，步行速度接近正常，但稳定性比四点步行稍差。

2. 偏瘫患者的手杖使用训练　与腋杖步行训练基本相同，分为手杖步行的准备训练和使用手杖的步行训练。

(1) 手杖步行的准备训练

1）床上或垫上的动作训练：主要进行横向的移动、翻身、起身，健侧下肢的伸展、举起，患侧下肢架在健侧下肢上抬起，以增强健侧下肢和躯干的肌力。

2）坐位平衡功能训练：让患者保持坐在床边上的状态，帮助者站立前方，使患者身体前屈，或在患者上半身轻轻地加力，使其旋转或左右运动，保持患者平衡。

3）起立、立位平衡动作：健侧足部稍向后退，健侧上肢握双拐，躯体向前倾，健侧下肢支撑体重站起来；用前后、左右的重心移动和旋转等动作，进行立位平衡训练。

（2）使用手杖的步行训练

1）三点步行：步行顺序为伸出手杖→迈出患足→迈出健足（图 4-6）。

2）两点步行：即同时伸出手杖和患足，再迈出健足（图 4-7）。这种方法步行速度快，适合于偏瘫程度较轻、平衡功能好的患者。

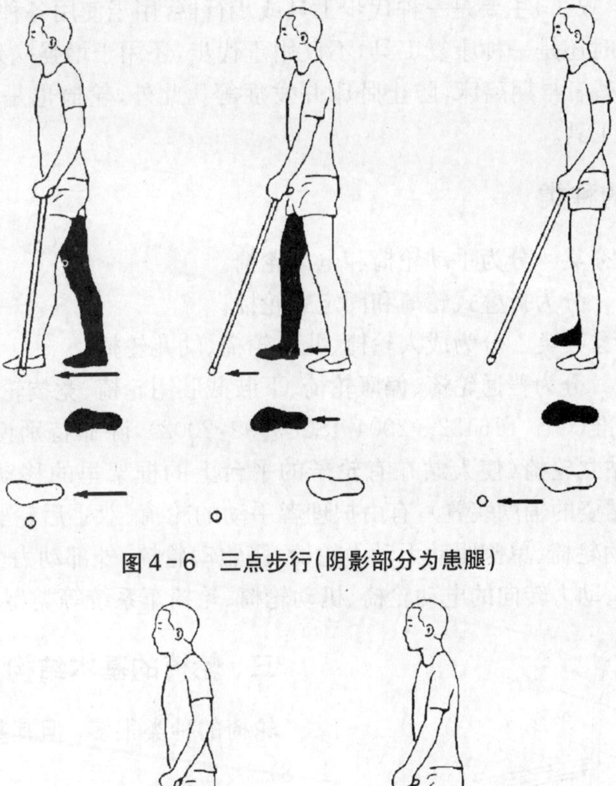

图 4-6 三点步行（阴影部分为患腿）

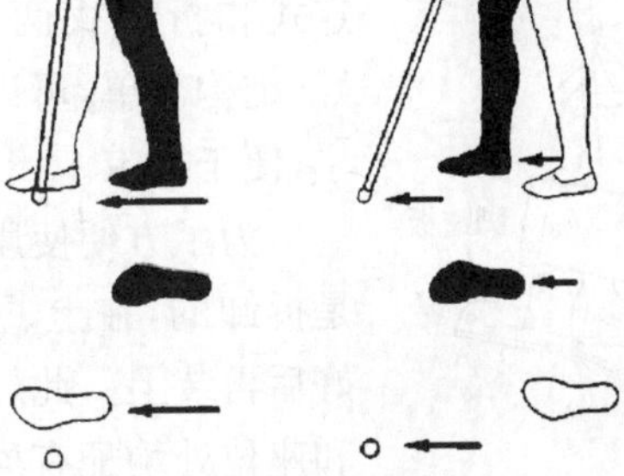

图 4-7 两点步行（阴影部分为患腿）

3. 助行架的使用方法　使用前应检查助行架的稳定性和安全性，特别注意检查助行架的支脚底端部分是否平稳地接触地面、手握的部位是否松动、脚轮是否转动灵活等。

使用助行架时，要注意始终保持身体平衡。提起或推动助行架前行时，助行架不应距患者太远；迈步时，腿不要太靠近助行架，特别是平衡能力较差、肌力较弱者，否则患者会因身体过分前倾或后倾而失去平衡；使用轮式助行架者前进的速度不要过快。

第三节　轮　　椅

一、定义

轮椅(wheelchair，W/C)主要是一种代步工具或步行器，用于使用各种助行器仍不能步行或步行困难者。轮椅同时还是一种康复工具，不仅用于代步，还用于增强病残者的体质，提高其臂力、耐力，以及促进病残者早期离床，防止卧床并发症等。此外，轮椅也是医院或康复机构内转移或搬运患者的常用工具。

二、常用轮椅的种类

1. 按照驱动方式分类　分为手动轮椅和电动轮椅。

2. 按照构造分类　分为折叠式轮椅和固定式轮椅。

3. 按照使用的对象分类　分为成人轮椅、儿童轮椅、幼儿轮椅。

4. 按照用途分类　分为普通轮椅、偏瘫轮椅、下肢截肢用轮椅、竞技轮椅。

根据我国国家标准(GB/T16432—2004/ISO 9999：2002)，除非特别说明，轮椅是指由使用者操作的轮椅，包括站立轮椅(使人站在有轮子的平台上的框架里的移动辅助具)和站立轮椅(将人从坐姿移动到站姿的辅助装置)，有由护理者手动的轮椅、双手后轮驱动轮椅、双手前轮驱动轮椅、双手摆杆驱动轮椅、单侧驱动无动力轮椅、脚驱动轮椅、外部动力由护理者操纵的轮椅、手动转向的电动轮椅、动力转向的电动轮椅、机动轮椅、轮椅车系统等类型。

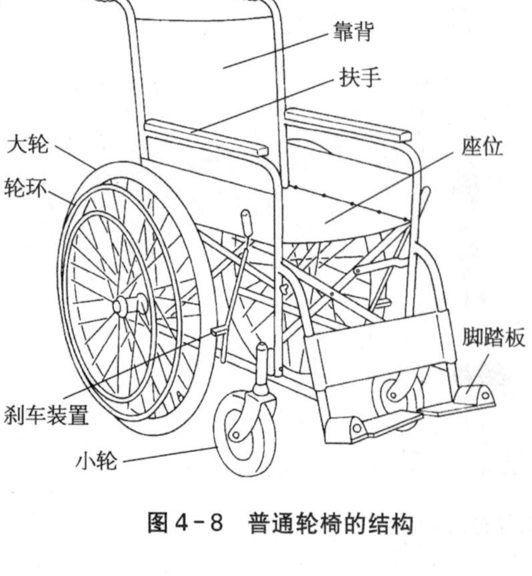

图 4-8　普通轮椅的结构

三、轮椅的基本结构

轮椅的种类很多，但其基本结构基本相同(图 4-8)。

1. 轮椅架　轮椅架是轮椅的核心部分，由固定式和折叠式两种。固定式的强度和刚度均很好，结构简单，可以自制。折叠式在折起时体积较小，便于携带。

为了方便使用者上、下轮椅，两侧的扶手可以是拆卸的，在上、下轮椅时可以先将其拔下，待坐好后再装上。此外，为确保使用者的安全，脚踏板和座位处均配有尼龙搭扣。

目前国产轮椅的骨架多为薄壁钢管制成，表面镀铬或涂以漆类保护层。为了减轻轮椅的重量,国外多用铝合金材料或全塑料及碳纤材料制成。

2. 轮　轮椅上装有一对大轮和一对小轮。每个大轮的外侧都装有轮环(驱动圈),轮环的材料有多种,包括不锈钢、轻金属、橡胶涂层等。涂层增强了摩擦力,比较容易握紧,适合于手握力较弱者。使用者双手搬动轮环可使轮椅前进、后退或转弯。大轮承载较重,除少数由于使用环境要求(进出温度变化较大的浴室或铺有地毯的房间等)而用实心轮胎外,多用充气轮胎。由于轮椅架本身没有减震结构,为了乘坐舒适,目前已生产出低压宽胎轮椅。

3. 刹车装置　轮椅的刹车装置极为简单,大多采用手拉扳把刹住大轮。使用者在下轮椅或在坡道上停留时,均需将轮椅刹住,否则轮椅会自行溜走,造成一定危险。因此,尽管轮椅行驶速度很慢,但刹车装置的可靠性还是十分重要的。

4. 靠背　靠背承托乘坐者的背部,其是否合适关系到乘坐者的安全和舒适问题。而靠背高低的选择,则要视患者躯干受控的程度和活动能力而定,一般分为低靠背、中靠背、高靠背、高靠背加头托。

低靠背(即低腰承托)适宜于经常参加体育运动的患者,他们在坐位时只需要很少的承托力便足够支撑,且低靠背对其活动限制比较少,方便做弯腰、伸展和转腰动作。然而,靠背过低容易诱发腰痛。

中靠背(即腰背承托)适宜于自行推动轮椅的患者,靠背应以中等高度(即到达肩胛骨以下)为佳。这样,手臂、肩胛和躯干上半部的活动便不会受到限制,也不会阻碍推动轮椅。

高靠背(即高背承托)适用于控制躯干的能力欠佳,也不能自行推动轮椅的患者,高靠背应到达肩峰以下。

高靠背加头托(头颈承托)适宜于控制躯干和头颈的能力欠佳的患者,其必须用高靠背并加装头托。

5. 倾斜杆　倾斜杆的作用有二,其一是当需要将轮椅后倾以翘起前轮越过门槛等障碍时,踏下此杆,椅即前翘;其二为轮椅后倾过度时由于此杆先触及地面,可防止轮椅进一步后倾而发生向后跌倒。

6. 坐垫　轮椅的坐垫非常重要,它直接与乘坐者接触,应具有均匀分散压力的特性和良好的吸湿性、透气性。这不仅是解决乘坐的舒适问题,而且能够避免并发症,如局部血液循环不良、皮肤擦伤溃疡,以致严重时出现褥疮等。特别是对脊髓损伤患者,由于损伤平面以下的神经失去了感觉,局部受压过重时自己不会发觉,且下肢和臀部肌肉萎缩,致使坐骨结节凸出,坐垫过硬或过软都会使臀部压力集中于坐骨结节或其周围(图 4-9、图 4-10),长时间压迫可使该处软组织产生褥疮。

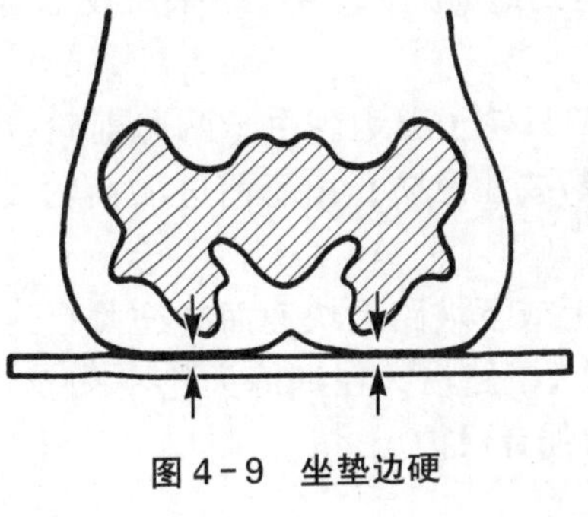

图 4-9　坐垫边硬

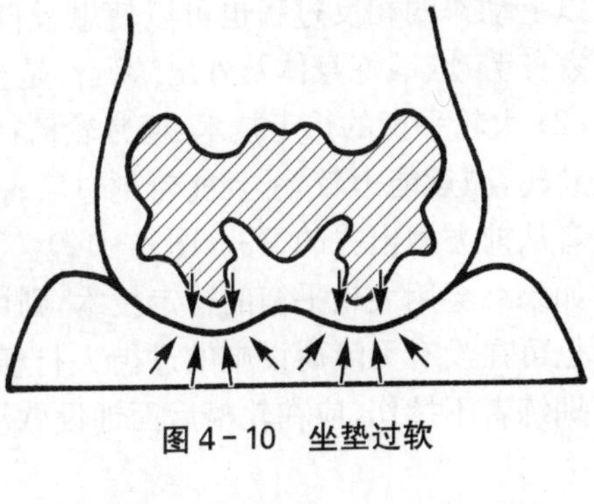

图 4-10　坐垫过软

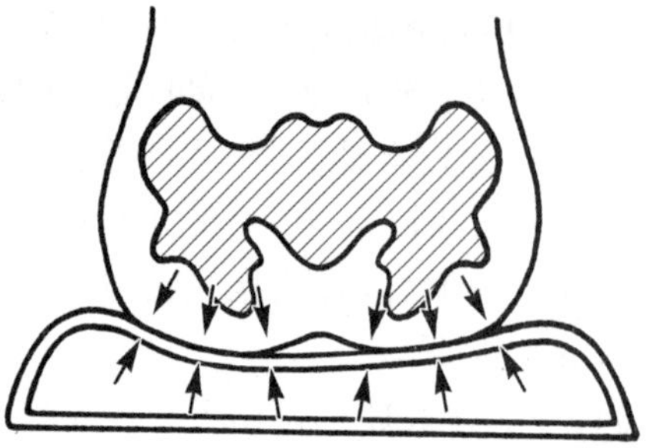
图 4-11 坐垫软硬合适

为防止发生褥疮，最好根据使用者体重选配软硬适当的均压垫(图 4-11)，以便臀部所受的压力分布均匀。目前均压垫多为透气性较好的特殊泡沫塑料软垫，它在受压变形后有保持一定形状的功能，从而使压力分布处于均匀状态。也可采用橡胶制成的多室式充气垫，在压力分布和压力方向略有变化时，其充气的气室能自动移位，从而调节压力的分布状态，不会使某一局部长期受压。同时在气室自动位移时也具有一定的按摩作用。

四、临床应用

(一) 普通轮椅的适用范围及使用方法

普通轮椅的适用范围非常广泛，但对于生理功能条件不同的患者，则各有不同的要求。只有满足这些不同的要求，轮椅才能使用得当。

1. *脊髓损伤者*　不论是由于外伤还是疾病造成的脊髓损伤，其损伤部位的高低决定了愈后肢体功能的恢复水平。因此，对轮椅提出了不同的要求。

C_4 损伤者，由于已丧失了自主呼吸功能，故其所乘用的轮椅必须配有手提式小型呼吸机。此外，这些患者上肢运动功能虽已基本丧失，但仍有可能残存一些微弱的动作能力，为使这仅有的残存功能充分发挥作用和克服上肢肌肉的痉挛性抽动，轮椅上应装有上肢悬吊架。

对于脊髓损伤部位较低，上肢功能健全的患者，特别是年轻患者，为了增强康复后独立生活的能力，应努力训练好使用轮椅的技能。

(1) 不靠他人帮助，自己应掌握从地面坐到轮椅上去的乘椅技术。

1) 拉紧刹车装置，使轮椅不会在使用者上轮椅的过程中滑跑。

2) 使用者背向轮椅，双手按下脚踏板，并用力将身体撑起坐到脚踏板上，然后摆正双腿。

3) 挺胸吸气，弯曲双肘；双手抓牢座位的前缘(如果座位宽度较窄且扶手是可拆的轮椅，则可预先取下一侧扶手，以免影响上肢动作)。

4) 向后仰头，双臂用力将身体撑起，使臀部离开脚踏板。保持上肢支撑力作用在轮椅大小轮之间。

5) 左右移动身体重心，先后将双手按在座位上。随即将身体进一步撑起，将臀部移到座位上。

6) 重新装好取下的扶手。调整好乘坐姿势和双腿位置。

以上动作的相反过程也可以使患者自己从轮椅上坐到地面上，掌握这一乘椅技术对于独立从事家务劳动、锻炼身体及外出游玩都是很有用的。

(2) 大轮平衡的行走技术：通常轮椅在行走时都是四只轮子着地。由于两只前轮(小轮)多为硬胶轮，减震能力较差，且前轮越过障碍物的能力有限，要注意防止由于前进时前轮受阻而将乘坐者从前方抛出去的事故(图 4-12)。

如果练会用大轮平衡的行走技术，则可在平整的路上或下坡路上快速而舒适地行走(图 4-13)，也可在没有无障碍设施的过街人行横道处自如地上、下路沿。在训练大轮平衡技术时，为确保训练者不摔伤，应在轮椅后面铺设软垫，并有体健力强者保护。

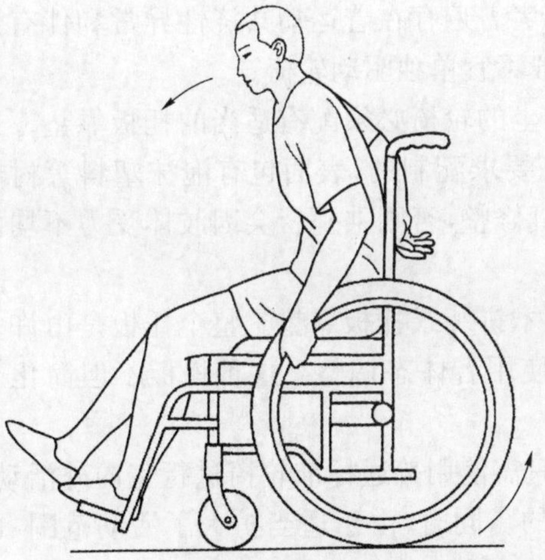

图 4 - 12　小轮受阻易使乘坐者从前方抛出

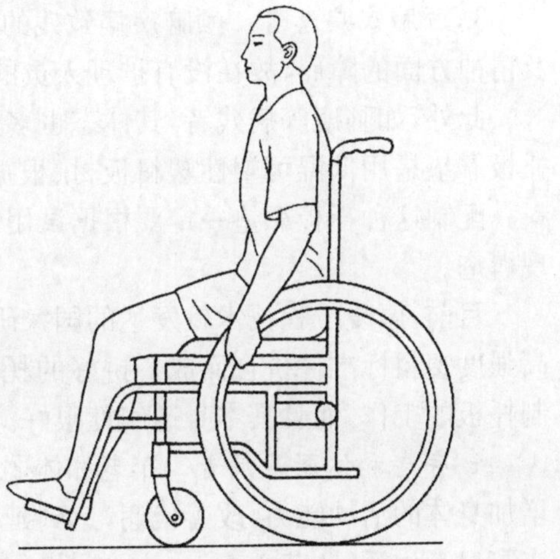

图 4 - 13　大轮平衡的行走姿势

大轮平衡技术的原理与骑独轮自行车是完全一样的，即利用轮子的前后摆动来改变重心与支撑点的位置，以维持重心始终在支撑点附近来保持动态的平衡，具体训练步骤如下。①训练开始时精神要放松，双手握紧轮环。双臂放松自然下垂后拉，肘部微曲，挺胸并头部微后抑(图 4 - 14a)。②继而双手猛然向前推轮环，同时微收腹含胸，这样小轮便由于惯性力作用而离地翘起，注意将躯干放松靠在靠背上(图 4 - 14b)。③为了维持这一状态，当轮椅出现后仰时，向后拉轮环。当轮椅出现前倾时，向前推轮环。保持轮椅平衡的所有动作均是靠反射系统完成的，只要全身放松，反复练习就可控制自如(图 4 - 14c)。

2. 下肢伤残者　无论是下肢功能减退或丧失者，还是下肢截肢者，由于他们身体的其他部分一般都是健康的，故轮椅对于他们来讲，通常是在进行较长距离活动时才使用的(双下肢高位截肢者除外)。

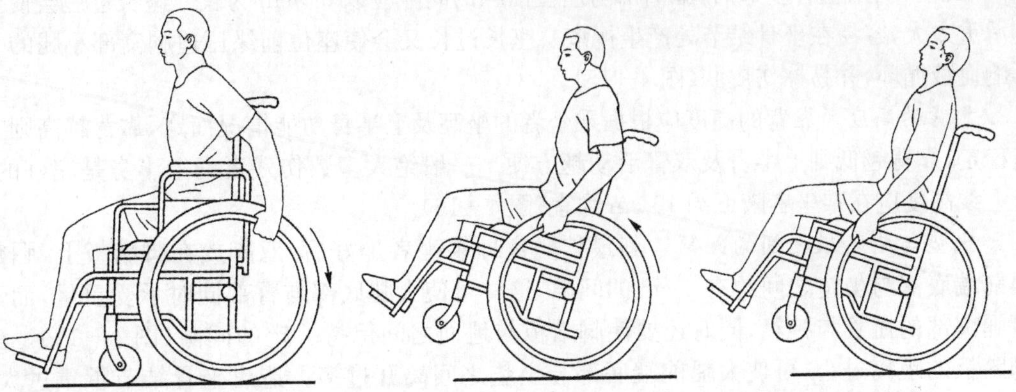

图 4 - 14　大轮平衡技术要点

由于下肢疾患伤残的情况各异，有些人的膝关节强直，因此他们乘坐的轮椅应配下肢托架。有些人只是单腿残疾，乘用轮椅时常以一条健康腿为动力辅助推动轮椅行走，这样坐垫上面与地面的距离非常重要，需要通过调节大轮轴在轮椅架上的固定位置和坐垫厚度来解决。

3. *颅脑疾病患者* 颅脑疾病致残的种类很多，患者普遍存在着运动共济性异常和伴有意识及精神方面的障碍，故在没有护理人员的情况下，一般不宜单独驱动轮椅。

此外，如脑瘫等病残者，其体态也多各有变异，乘坐的轮椅必须配有适当的托板靠垫。这种托板靠垫是用低温可塑性塑料板材、根据乘坐者体态要求配制的，表面包有泡沫塑料等衬垫材料。配制这种托板靠垫一定要根据试用情况反复认真修整，否则乘坐者会因肢体受力不均而出现褥疮。

目前，康复工程技术较发达的国家研制了一种积木拼装式托板靠垫。整个托板是由许多个高强度塑料标准件拼合而成。拼好的托板形状可按使用者体态调整。这种托板不但简化了配制托板的工作，而且其本身透气性很好。

4. *年老和体弱多病者* 年老和体弱多病者一般只需使用普通标准轮椅进行室内外活动，以增加身体的活动能力，改善代谢，达到延缓衰老的目的。同时，由于适当扩大了活动范围，也可丰富患者生活、调节心态。

(二) 轮椅的选用

乘坐轮椅者承受体重的主要部位为臀部坐骨结节周围、股骨周围、腘窝部周围和肩胛骨周围。

轮椅尺寸的合适与否，特别是座位宽窄、深浅与靠背的高低以及脚踏板到坐垫的距离是否合适，都会影响乘坐者相关着力部位的血液循环，或使局部皮肤受到磨损、擦伤，甚至发生褥疮。

1. *座宽* 乘坐者坐好后，臀侧与轮椅座位两内侧面之间的距离应各有 2.5 cm 或 1～2 横指宽的间隙为宜。座位过窄，臀部及大腿的皮肤易受到压迫和磨损以致产生褥疮，这样也使上下轮椅、身体转动较为困难。座位过宽，患者推动轮椅，两上肢极易疲劳，操纵轮椅也不方便，同时患者因不能舒适地用两边的双手来支撑身体，在轮椅上不能坐稳。此外，座位过宽会使轮椅的总宽度增加，使轮椅不易通过狭窄的通道。

2. *座长* 当乘坐者坐好后，腘窝部与座位前缘的间隙应以 6.5cm 为宜。座长过短会使坐骨结节承重太大，容易在坐骨结节处产生褥疮。座长过长又会使座位前缘压迫腘窝部小腿的上端而影响血液循环，并易擦伤皮肤(图 4 - 15)。

3. *靠背的高度* 靠背的高度应根据乘坐者的坐高及上半身功能情况而定，靠背越高则乘坐者越稳定，靠背越低则上半身及双臂活动越方便。一般绝大多数伤残者的上半身是完好的，故靠背上线高度应在乘坐者腋下约 10 cm 为宜(图 4 - 16)。

4. *坐垫与脚踏板之间的距离* 其最佳距离即乘坐者坐好后，双脚放在脚踏板上，腘窝处大腿前端底部与坐垫之间约有 4 cm 的间隙，这样可使大腿底部与臀部同时承受重量，而又不压迫腘窝部的血管与神经，同时还要使脚踏板与地面之间保持一定的间隙(图 4 - 17)。坐垫与脚踏板的距离过小，可使大腿前端底部与坐垫之间离开过多。造成坐骨结节承重过大，长时间如此乘坐就会产生褥疮(图 4 - 18)。坐垫与脚踏板距离过大，乘坐者的脚不能够踏在脚踏板上，双脚失去依托而晃动，很容易导致碰伤。同时大腿底面完全承受小腿和脚的重量，长时间如此乘坐就会压迫腘窝部的血管与神经，且小腿自由摇动，很容易造成皮肤擦伤或压迫神经、血管。

脚踏板与地面应保持适当距离，一般而言此距离约 5 cm。

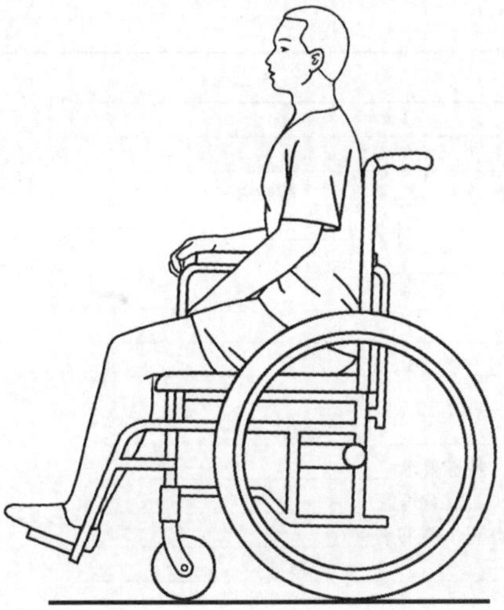

图 4-15　座长过长

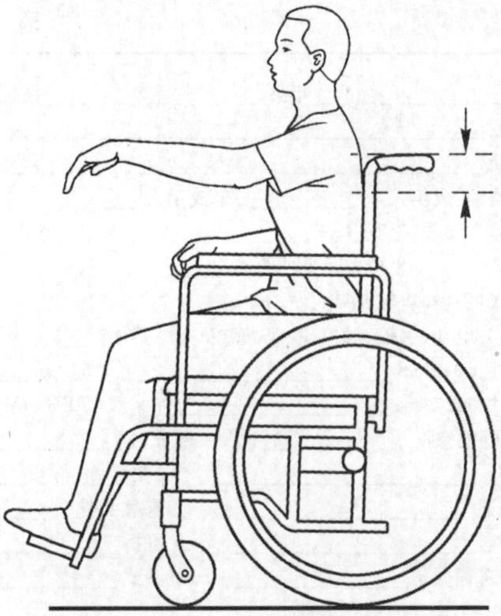

图 4-16　轮椅靠背的一般高度

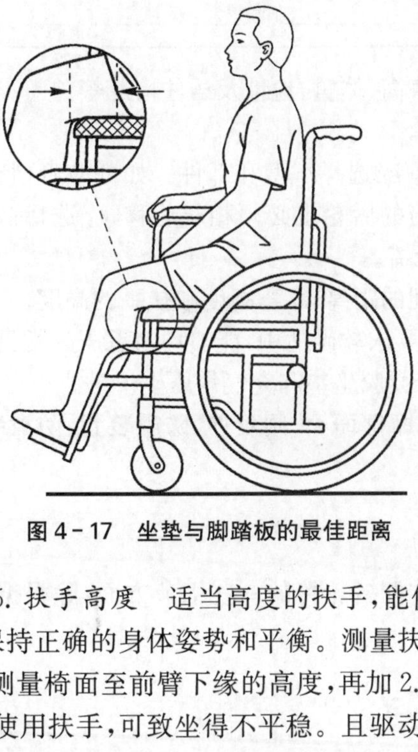

图 4-17　坐垫与脚踏板的最佳距离

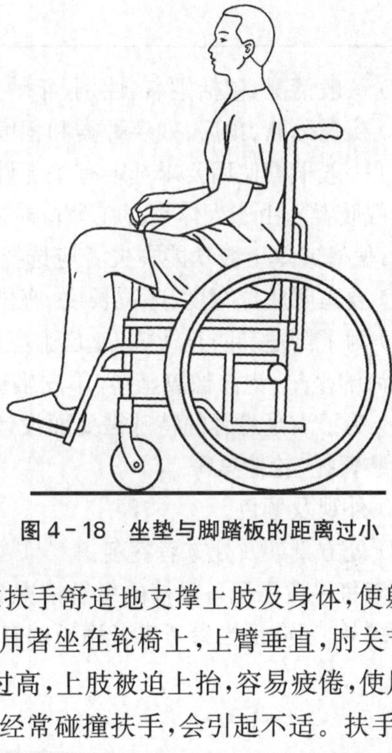

图 4-18　坐垫与脚踏板的距离过小

5. 扶手高度　适当高度的扶手，能使使用者依靠扶手舒适地支撑上肢及身体，使躯干伸直，保持正确的身体姿势和平衡。测量扶手高度时，使用者坐在轮椅上，上臂垂直，肘关节屈曲90°，测量椅面至前臂下缘的高度，再加 2.5 cm。扶手过高，上肢被迫上抬，容易疲倦，使用者若放弃使用扶手，可致坐得不平稳。且驱动轮椅时，手臂经常碰撞扶手，会引起不适。扶手过低，则需要使用者弯曲上身来让前臂得到承托，这种不良姿势不但妨碍呼吸，而且会使身体容易疲劳。

(三) 轮椅处方

轮椅处方是康复医师、治疗师等根据残疾者的年龄、疾患和功能障碍情况、整体健康状况、移位能力、生活方式等开具的选购适当轮椅的处方单，每张轮椅处方都明确地提出有关所需轮椅的种类(类型)、规格，对某些部件的特殊选择和要求等。轮椅制作和供应部门按照轮椅处方提供适当的轮椅，尽量满足处方提出的要求(表 4-1)。轮椅处方的内容包括：

表 4－1 轮椅处方

姓名________ 年龄________ 住址________

临床诊断________

残疾诊断________

使用者类型：成年人________ 未成年人________ 儿童________ 普通人________ 截肢者________

使用者体形参数：坐宽________ cm 坐高________ cm 座长________ cm

坐位臀足平面距离________ cm 体重________ kg

驱动方式：手动（双轮、单轮、左、右）

电动（手控、颊控、颌控、气控） 其他________

大轮尺寸：50.8 cm________ 61 cm________ 66 cm________

小轮尺寸：12.7 cm________ 20.3 cm________

轮胎：普通便橡胶________ 一般充气________ 低压充气________ 驱动环________

座位：硬________ 软________ 特殊要求________

靠背：普通________ 有靠头枕________ 靠背可倾________

扶手：一般________ 可拆________ 可装小型书桌________

脚踏板：普通固定________ 趾圈式________ 跟圈式________ 跟带式________

特殊附件：手托或手带支承架

多用托盘

便桶

医师________ 日期________

(1) 一般情况，包括姓名、性别、年龄、婚姻、职业、身高、体重、地址及居住情况等。

(2) 疾病诊断、预后、残疾种类和程度。

(3) 一般根据使用要求选定有关部件或根据残疾情况选择车型和部件。如截肢者（特别是双大腿截肢者），由于人体重心在坐位时后移，所配轮椅的后轮也必须相应后移，应选择截肢者型轮椅；偏瘫或单上肢功能丧失者应选择单手驱动式轮椅。

(4) 要写明座位宽度、座位长度、座位与脚踏板之间的距离、靠背高度和扶手的高度。

(5) 为了舒适和防止褥疮，座位上应放坐垫。坐垫要求软硬适中，能够均匀承压。常见坐垫类型有海绵坐垫、泡沫橡胶坐垫、羊皮坐垫、高分子聚合凝胶坐垫和充气均压坐垫等。

(6) 为了满足患者的特殊需要而设计，如增加手柄摩擦面、车闸延伸、防震装置、防滑装置、扶手安装臂托、轮椅桌等。

(7) 外观及颜色。

(8) 处方日期及处方者签名。

由于每一位需配备轮椅的患者情况各异，故在具体配备轮椅的一些细节方面，除根据轮椅处方要求外，还应适当参考患者病历的有关内容。

第五章
自　助　具

导学

通过学习，应掌握自助具的选择和制作原则，常用自助具的制作及应用；熟悉自助具的定义和分类，自助具的作用；了解自助具的制作工具和材料。

第一节　概　　述

一、定义

自助具(self help devices)是一类利用患者残存功能、无需外界能源的情况下，单凭患者自身力量即可独立完成日常生活活动而设计的一类器具。自助具设计多与上肢功能和日常生活活动有关，其使用不仅是一种治疗手段，而且还有助于树立患者重返社会的信心。

二、自助具选用和制作的原则

根据患者的残损情况，选择适合患者的自助具以尽量实现患者日常生活活动能力的独立，选择自助具需要遵循以下原则：①能有效地改善患者生活自理的能力。②能很好地提高学习和交流能力。③简便、易制作、易学。④美观、坚固、耐用。⑤使用的材料对患者无损害，易清洁。⑥易于调节自助具的大小。⑦轻便、舒适。⑧材料价格低廉，购买方便。

三、制作材料

自助具的制作材料有很多种类型，常用的有以下几种。

1. *低温热塑材料*　其热变性温度在60～80℃，在热水中或干燥器中软化、成型易操作，且可制作成各种形状，易穿脱、易清洁，有孔材料透气性较好。

2. *泡沫塑料制品*　具有重量轻、稳定性好等特点，所制作的产品美观舒适。

3. *尼龙搭扣*　主要用于自助具的固定。

4. 木材、钢丝、金属 用于自助具的主体或配件。

第二节 常用自助具的种类和用途

自助具种类繁多,包括进食类、个人卫生类、沐浴类、穿着类、阅读书写类、通讯交流类、炊事类、取物类、文娱类等。

一、进食类自助具

1. 直接操作的匙、叉、筷子类

(1) 加装弹簧的筷子:松手后由弹簧的张力自动分离,用于手指伸肌无力或灵活性较差而不能自行释放筷子的患者。

(2) 加长把手的叉、匙:适用于上肢活动受限、够不到碟或碗的患者,长柄与勺的角度也可因人而异。

(3) 加粗把手的叉、匙:适用于手指屈曲受限、握力差而对细柄握不紧的患者,把手加粗后即易于握持。

(4) 匙把向下弯的匙:适用于不能将匙勺放在碟上的患者。

(5) 叉、匙把向一方弯曲的成角叉匙:用于手捏力和抓握不足的患者。

2. 直接操作的刀类 患者手指力弱,不能以示指掌面下压刀背,切物时只好借助整个手和臂的力量来进行割切,故应设计特殊刀具。

(1) 倒"T"形锯刀:利用垂直的压力和呈锯状等优势来克服切割的困难。

(2) "I"字形摇切刀:不仅可利用握力,而且可利用向两边摇动的刀进行切割。

(3) "L"字形刀:亦可用手握进行摇切。

(4) 锯刀:可利用手和臂的力量以及刀呈锯状的优势,来克服切割的困难。

3. 碟盘和杯类

(1) 分隔凹陷式碟子(图 5-1):可将盘子中间的菜分开,其边缘深陷而接近垂直,这样用匙取食物时,食物不易被翻出碟外。这对于偏瘫等只能用一只手操匙进食的患者很适合。

(2) 配有碟档的碟子:其作用是防止食物被洒到碟外,适用于单手操匙者和手的灵活性、稳定性欠佳者。

(3) "C"形握把杯子(图 5-2):适用于握力不足的患者,用时四指一起穿入"C"形的中空部分,可用单手或双手。

(4) 带吸管夹及吸管的杯子:适用于不能自己喝水的患者。若患者的手根本无法持杯时,可用长或长而弯的吸管插入杯中吸饮料。为防止吸管在杯中乱转,也可在塑料杯盖上钻孔用以固定,或在杯子里利用塑料夹子固定。

二、个人卫生类自助具

1. 长柄发梳、长柄牙刷 将发梳或牙刷上绑上木条作手柄即可。适用于上肢关节活动受限者使用。

2. 改装指甲剪 将底部粘两个吸盘,便能固定在台上。适用于手功能不佳者,尤其适合偏瘫或截瘫患者。

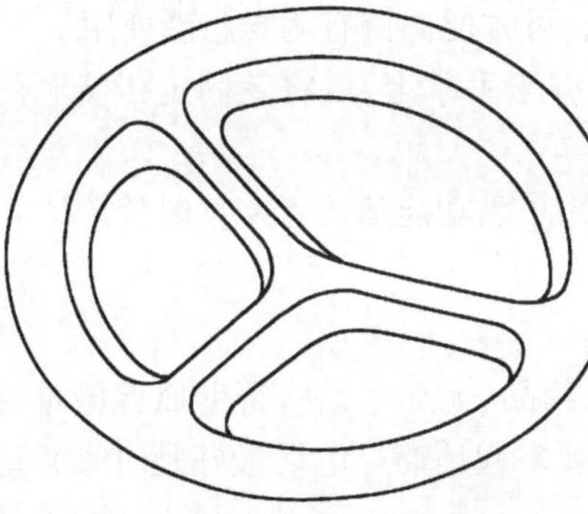

图 5-1 分隔凹陷式碟子

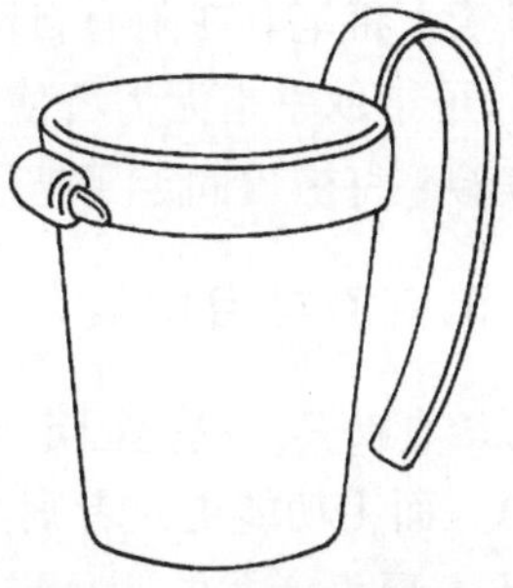

图 5-2 "C"形握把的杯子

3. 轮椅式便池 坐位铺有软垫,其下方有硬盆,需如厕时可移开座位上的木板,座位下的便盆即可使用。

4. 加高坐厕板 坐板可直接安装在厕所上,易于清洁。使大腿关节屈伸有困难者易于坐下和起立。

三、沐浴类自助具

1. 双环毛巾 将毛巾两端加上双环,适用于双手抓握功能较差的患者使用。
2. 长臂洗澡刷 适用于上肢关节活动受限者使用。
3. 肥皂手套 适用于手抓握功能较差的患者使用。
4. 防滑地胶 置于湿滑的地方可防止摔倒。
5. 垫海绵的椅子 提供舒适的坐位,并可调节高度。
6. 洗澡手套 适用于手功能不良而不能抓握毛巾或使用洗澡液者。

四、穿着类自助具

1. 穿衣自助具

(1) 穿衣钩:用木棒制成,一端装上倒钩,另一端上胶塞。使外衣、T 恤衫易于脱离肩部,适用于手的粗大功能尚可而关节活动受限者,或坐位平衡较差而不能弯腰的患者,或肢体协调功能障碍者。

(2) 魔术扣:可以代替 T 恤衫外衣的纽扣,便于手指不灵活者穿衣。

(3) 系扣钩:为一环形结构,可固定于拉链上,将手指套入扣环以完成拉拉链动作。适用于手功能障碍者使用。

2. 穿鞋袜自助具

(1) 穿袜器:用一张硬壳纸或两条线带制成,适用于大腿关节活动受限或肩关节不能前屈者使用,尤其适用于穿戴踝足矫形器或足部矫形器的患者。

(2) 穿鞋器:鞋拔器适合于弯腰不方便者使用。

(3) 弹性鞋带:让患者在穿鞋时不用手即能松开和收紧鞋带。

五、阅读书写类自助具

1. 加粗笔 可用橡皮圈绑在笔竿上,或卷上泡沫胶,或在笔杆上穿上一块乳胶,或窜上练习用的高尔夫球或小弹簧，或用黏土成型固定柄，即可加粗，可方便握持有困难患者使用。

2. 免握笔　将笔套在附有自动粘贴带上的小带中，绑于手掌上，或将笔固定于特制的低温热塑板材上，可帮助手指无力者使用。

3. 翻书器　将橡皮固定于把手的一端易于翻书，适用于手功能障碍者阅读时使用。

六、通讯交流类自助具

1. 打电话自助具　这是固定于电话听筒上一"U"形物品（无绳电话），帮助抓握困难者持电话（图 5－3）。而手功能更差者则需使用免提电话，不需要拿起话筒。电话最好是有号码记忆功能的，这样不需要患者拨电话号码。

2. 电脑输入自助具

（1）敲键杖（图 5－4）：适用于手指功能差而不能敲击键盘者，其固定于手掌上通过腕关节屈曲或尺偏完成输入，对于上肢功能严重障碍者可以使用头棍或口棍输入。

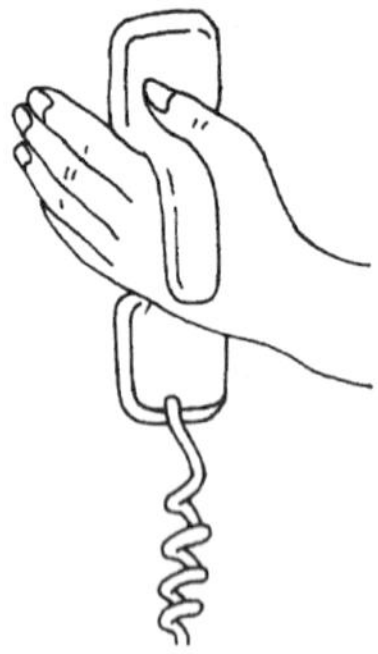

图 5－3　"U"形电话

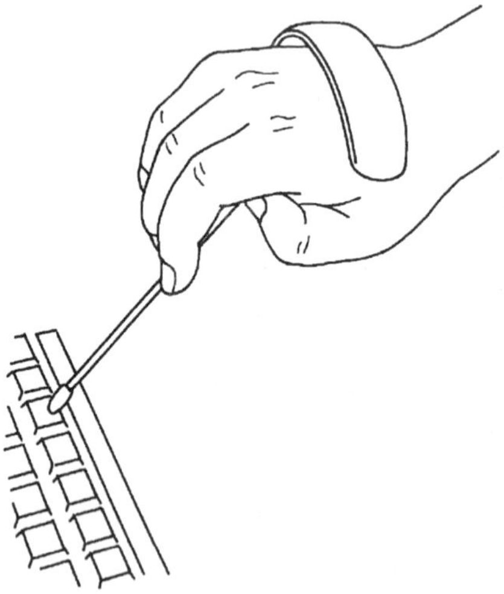

图 5－4　敲键杖

（2）改装键盘：适用于手功能障碍者，可根据需要选用单手输入键盘、加大键盘等。

（3）改装鼠标：适用于手功能障碍者，可根据功能需要选用追踪球、摇柄式鼠标、吹吸口控鼠标等。

3. 沟通板　用于严重认知功能障碍或言语功能障碍而不能通过言语沟通者。

七、炊事类自助具

1. 特制切菜板　其带有竖直向上的钉子，用于固定蔬菜，如土豆、洋葱等，其边缘有的还加有直角型挡板，防止蔬菜滑出。

2. 刷柄固定在吸盘上的刷子　用时将杯口向下套入刷中转动，即可刷洗杯子，适用于仅一手有功能的患者。

3. 开瓶器　将一"V"形条固定于板上，再将板固定在悬吊柜的底部，应用时将瓶子或罐头的盖子卡入"V"形口内旋转，即可打开瓶盖。

八、取物类自助具

1. *拾物器*　一端为控制握把，另一端为可开合的叉状开口，用绳索相连，通过控制握把可拾起地上或稍远处物品。主要适用于不能弯腰拾物者，如脊髓损伤者或强直性脊柱炎患者。

2. *长柄夹*　作用类似于拾物器，但没有绳索结构。

九、文娱类自助具

1. *持牌器*　适用于手功能障碍者，可固定扑克牌于持牌器上而无需用手持牌。

2. *游戏手柄*：通过加粗或加长游戏手柄，可使手功能障碍者亦能轻松玩电子游戏。

十、其他自助具

1. *开门自助具*　固定于门把手上，通过下压手柄开关门而无需旋转门把手，或将门把手加粗、加大，主要适用于手功能障碍者。

2. *特殊柄钥匙*　通过加长、加大的手柄以减轻开锁的难度，适用于手捏力不佳或精细动作功能障碍者。

第三节　简易自助具的制作与应用

一、制作与应用流程

1. *评定*　制作或购买前应详细评定患者的功能，包括一般情况、功能情况（肌力、关节活动度、运动控制、灵活性、日常生活活动能力、家庭环境等）等，详见《康复评定学》有关章节。

2. *设计*　根据使用者的功能情况，结合其生活环境和经济条件等因素，设计适合患者的最为方便及实用的自助具。

3. *处方*　一般由医师或高年资的治疗师开具，内容应包括使用者的一般情况、诊断和自助具名称、型号或类型、材料、尺寸、附件等。

4. *购买或制作*　根据处方的要求选择或制作相应的自助具，制作过程应特别注意边缘是否光滑、关节处或骨突起处是否容易造成压迫或破损、连接处是否连接牢固等。

5. *使用训练*　制作或购买的自助具应进行专门的使用训练，使用者只有掌握正确的方法后才交付使用，并教会使用者如何清洁及保养。

6. *随访*　定期进行随访，以了解使用者能否正常使用、有无安全隐患、是否需进行调整。如需调整或更换应及时处理。

二、常用自助具的简易制作与应用

1. *多功能“C”形夹*

(1) 基本结构：多功能“C”形夹为形状类似英文字母“C”的结构，可帮助抓握功能较差者有效握持工具，使用时可直接固定于工具手柄上或配合日常生活活动功能（ADL）套使用。其形状有多种，有的为宽型，其中带有 ADL 套，套口有“V”缺口，以便将叉、匙、刀、笔等的把沿图中箭头的方向插入;有的为封闭型,无开口;还有的为开口型,带有可以转动的 ADL 套,可根据需要改变 ADL 套的方向。

(2) 制作方法:制作时用宽度为 2～3 cm 的条形低温热塑板材,在恒温水槽中加热至软化后,敷贴在患者手上成型、修剪,再用铆钉固定于工具手柄上,或在其掌面固定可旋转套或 ADL 套,如有需要可使用魔术贴加固。

(3) 应用

1) 单独使用:可直接固定于工具手柄上使用。

2) 多功能"C"形夹和长对掌矫形器的配合应用:当患者仅能屈肘,而腕关节活动困难且无分指动作时,单用多功能"C"形夹也困难。为了防止垂腕畸形和加强腕关节的力量,常用长的对掌矫形器或腕背伸夹板与多功能"C"形夹合并应用,在 C_5 脊髓损伤的患者常需这种用具。

2. 万能袖带

(1) 基本结构:也称多功能固定带,其基本结构为一环绕手掌的硬质皮带,采用尼龙搭扣固定,在皮带的掌侧有一插口,用来插食具或牙刷的手柄。适用于握力减弱或丧失者。

(2) 制作方法:选用硬布或皮鞋材料,裁成宽 2～3 cm 的长条状,其长度大于手掌沿掌横纹处周长约 5 cm,在掌侧制作一条形袋用于插工具手柄,然后在背侧加尼龙搭扣固定。

(3) 应用:直接将牙刷或勺子插入手掌部的插口即可使用。

3. 手柄

(1) 基本结构:根据需要可制作加粗手柄、加长手柄、带弯手柄、环状手柄等,其名称也已明确了结构。

(2) 制作方法

1) 加粗手柄:可直接将工具手柄缠上纱布或棉布加粗,也可选用粗木柄、橡胶柄、塑料柄套或自行车把手等材料进行改造。

2) 加长手柄:可直接用长木柄或橡胶柄、塑料柄以加长工具手柄,也可选用铝合金条、钢条或低温热塑板材固定于工具手柄上来加长手柄。

3) 带弯手柄:直接用塑料或低温热塑板材加热后弯成需要的形状,也可用木条、铝合金条加铆钉来达到弯曲的效果。

4) 环状手柄:用塑料或低温热塑板材加热后弯成环状后固定即可。

(3) 应用:加粗手柄、加长手柄、带弯手柄、环状手柄。

第六章
无障碍设施与环境改造

导学

通过学习，应掌握方便残疾人使用和通行的城市道路设施的设计内容和设计要求，触感块材的定义、分类及其铺设要求；熟悉建筑物外部的坡道、扶手、音响交通信号和建筑物内部的出入口、电梯、楼梯、走廊、盥洗室、浴室等设施的设计要求；了解环境改造的内容和要求，国际通用残疾人专用的标志及其涵义。

第一节　概　　述

坐在轮椅上的残疾人，如遇到有阶梯的入口则不能独自进入，如无电梯也不能从一楼到更高的楼层。为方便残疾人参与社会活动，社会应采取措施消除这些障碍。国际上将这些措施称为无障碍设施(barrier-free accessibility)，我国称为方便残疾人使用的城市道路和建筑物设计，亦简称为无障碍设施。

无障碍设施是指为保障残疾人、老年人、伤病人、儿童和其他社会成员的通行安全和使用便利，在道路、公共建筑、居住建筑和居住区等建设工程中配套建设的服务设施。如何建立无障碍设施，为残疾人提供一条无障碍通道，这就需要对环境进行改造。

环境改造(environmental adaptation)就是通过对环境进行适当的调整，使环境能够适应残疾人的生活、学习或工作的需要。环境改造的目的就是通过建立无障碍设施，消除环境对残疾人造成的各种影响，为残疾人参与社会活动创造基本条件。

第二节　无障碍设施

一、建筑物外部无障碍设施

建筑物外部无障碍设施包括城市道路、居住区、工业区、公共场所、通讯设备等方面的无障碍设施。本节主要介绍城市道路方面的设施,其设计内容及设计要求见表6-1。

表6-1　城市道路设计内容及要求

道路设施类别	设计内容	基本要求
Ⅰ非机动车车行道	要有适合的宽度和斜坡	满足手摇和电动轮椅通行
Ⅱ人行道	i 宽度要合适,马路缘石的一部分改为坡道 ii 铺设触感块材	i 满足轮椅者、拄拐杖者通行 ii 方便视力残疾者通行
Ⅲ人行天桥和人行地道	设扶手,地面防滑,铺设触感块材	方便拄拐杖者、视力残疾者通行
Ⅳ公园、广场、游览地	阶梯和缘石处设坡道,铺设触感块材,备专用停车场	满足手摇和电动轮椅通行
Ⅴ主要商业街及人流极为频繁的道路交叉口	除上述外,设置音响交通信号装置	方便视力残疾者通行

表6-1中设计主要解决马路缘石(镶边石)给残疾人带来的障碍,给盲人过人行横道时提供音响交通信号代替其看不见的红绿灯,在路面铺设触感块材给盲人导引前进方向和当遇有障碍或需注意的事物时告诉其暂停下来等。

(一) 坡道

坡道设于有阶梯或马路缘石之处,宽一般为1.5 m,斜度在5°左右。坡道的表面材料宜平整、粗糙,冰冻地区应考虑防滑。

(二) 触感块材

1. 定义　触感块材是一种特制的砖块,可使盲人用导盲杖触碰后知道应如何前进,或前方有无障碍物、有无需要注意的事物等。

2. 分类

(1) 导向块材:导向块材为深黄色,带凸条形,是指示行进方向的导向块材(图6-1a)。

(2) 停步块材:停步块材亦为深黄色,带凸圆点,是指示前方有障碍物需引起注意的停步块材(图6-1b)。

3. 触感块材的铺放

(1) 人行道:在人行道中央沿人行道铺设导向块材,路口缘石前铺设停步块材。

(2) 人行横道:在人行道上距缘石0.3 m或隔一块人行道砖沿马路边铺设停步块材,停步块材与导向块材呈垂直方向铺设。

(3) 公共汽车站:在人行道上距缘石0.3 m或隔一块人行道砖沿马路边铺设导向块材;临时站牌处铺设停步块材,停步块材与导向块材呈垂直方向铺设。

(4) 梯道扶手:楼梯应有扶手,在楼梯进口和出口处包括中间的平台段进出处均横向铺设停步块材以引起注意。

(三) 扶手

梯道和坡道两侧应在栏杆或墙壁处安装扶手。梯道设高扶手,坡道设低扶手。高扶手高度为0.90 m,低扶手高度为0.65 m。坡道起点及终点处的扶手,应水平延伸0.30 m以上。

(四) 音响交通信号

在有红绿灯的路口应同时设音响交通信号,以便盲人能知道何时可以通过。相当于绿灯的音响持续时间应等于路面宽度/残疾人步速(0.5 m/s)。

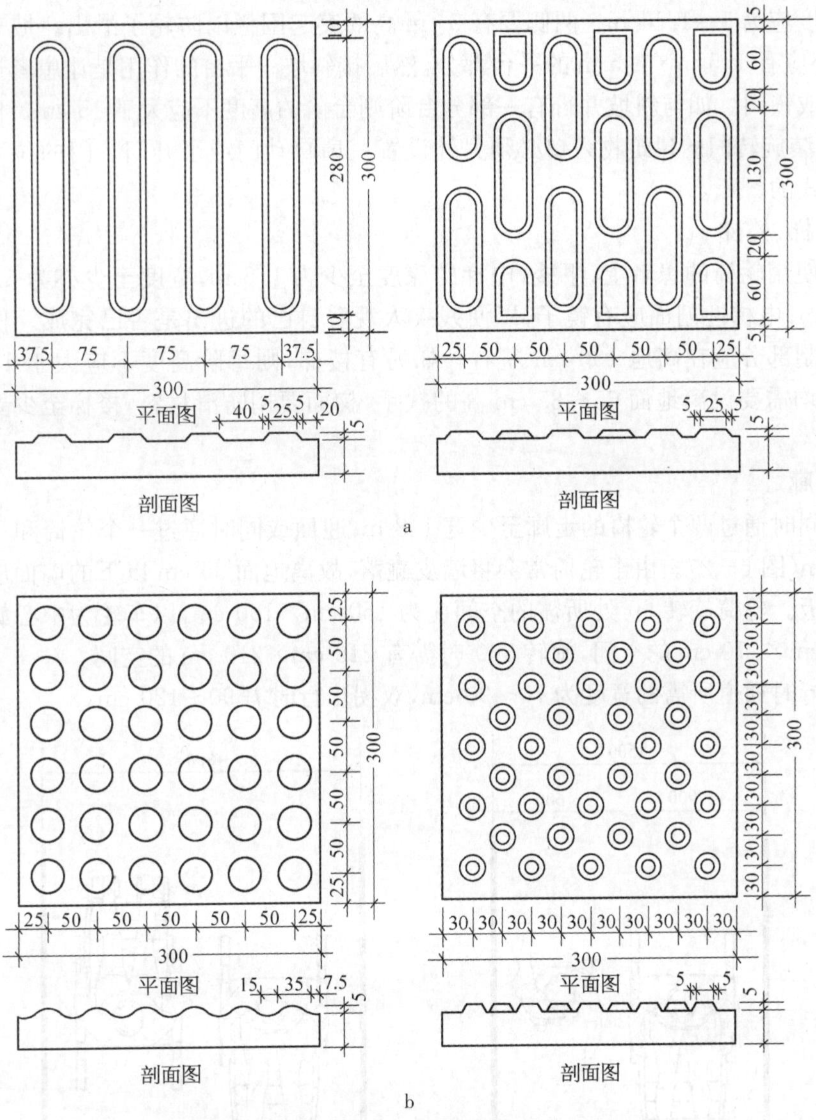

图 6-1　导向块材和停步块材

a. 导向块材　b. 停步块材

二、建筑物内部无障碍设施

建筑物内部无障碍设施包括出入口、电梯、楼梯、走廊、盥洗室、浴室、起居室等。进行设计时，应充分考虑以下方面：手推轮椅连同肘关节活动在内需要有 96 cm 的宽度；整个轮椅做 360° 的转动需要 160 cm 的直径；在坐位静止时轮椅的长×宽应有 110 cm×80 cm 的面积；轮椅扶手离地面约为 76 cm，坐位离地面约为 48.5 cm。人坐在轮椅上时大腿上面离地 68～69 cm，前方足趾离地 20.5 cm，眼离地 109～129 cm 等。

(一) 出入口

为方便使用轮椅的患者，出入口应为斜坡形，倾斜的角度为 5°左右，或每长 30 cm 升高

2.5 cm。宽度应为 1～1.14 m。两侧要有 5 cm 高的突起围栏以防轮子滑出。坡表面要用防滑材料，门内外应有 1.5 m×1.5 m 的平台部分，然后接斜坡。平台的作用是让患者进出门后能转过身来关门或锁门。如与斜坡并行有一部分台阶则台阶的高度不应大于 15 cm。门的净宽不小于 80 cm，安装旋转门的建筑物入口必须另外设置一扇自动门或平开门。门的拉手应采用推拉式的或杠杆式的。

（二）电梯、楼梯

为方便使用轮椅的患者上、下楼，电梯的深度至少为 1.5 m，宽度至少亦为 1.5 m，门宽应不小于 80 cm；电梯迎门面应有镜子，以便残疾人观看自己的进出是否已完成。供乘轮椅者使用的电梯控制部分应在离地 100 cm 左右。如另有楼梯，则每阶高度不应大于 15 cm，深度为 30 cm，两侧均需要设离地面 65～85 cm 高的扶手，梯面要用防滑材料，楼梯至少要有 1.2 m 的宽度。

（三）走廊

迎面或同时通过两个轮椅的走廊至少宽 1.8 m；迎面或同时通过一个轮椅和一个行人的走廊需宽 1.5 m（图 6－2）。由于轮椅常会将墙皮碰落，故离地面 35 cm 以下的墙面应贴以保护墙皮的轮椅挡板。轮椅旋转 90°处所需的空间应为 150 cm×150 cm，以车轮为中心旋转 180°时一定要有 170 cm×170 cm 的空间，旋转 360°时需有 210 cm×210 cm 的空间。

单拐步行时通道所需的宽度为 70～90 cm，双拐步行时需 90～120 cm。

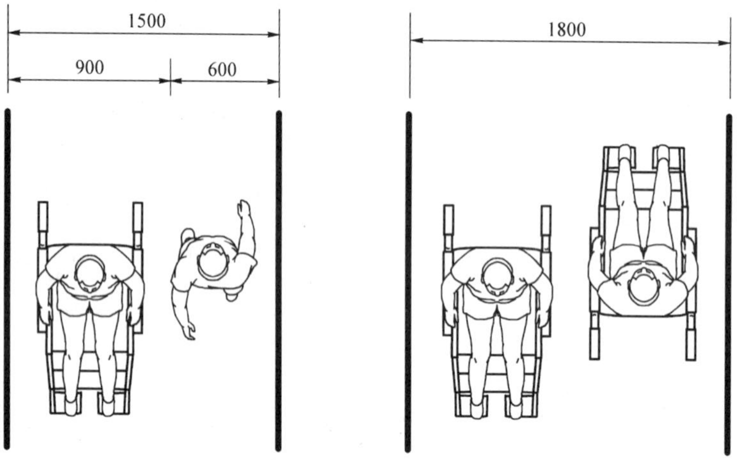

图6-2 走廊宽度

（四）盥洗室

大便池一般采用坐式马桶，高 40～45 cm，两侧安置扶手，两侧扶手相距 80 cm 左右（图 6－3）。若要供偏瘫患者应用，扶手也可采用可以移动的，移开一侧以便轮椅靠近。为便于扶拐的男患者小便，最好有落地式小便池，两侧离地 90 cm 处有扶手，正面 120 cm 处也有横的能承受身体重量的安全抓杆，以利于患者依靠并释出双手协助解开裤扣小便。单设坐式马桶仅需 2 m^2 的总面积，设一个两侧扶手可以移动的坐式马桶和一个落地式小便池时约需 2.8 m^2 的总面积。厕所的门最好是双向门，以免开关时引起麻烦。如向外开的门，进门时需患者后退才能开门，进门后需转过身来关门。而向内开的门占去了室内空间，活动不便。如果条件所限只能采用单向门,应选择向外开的门。

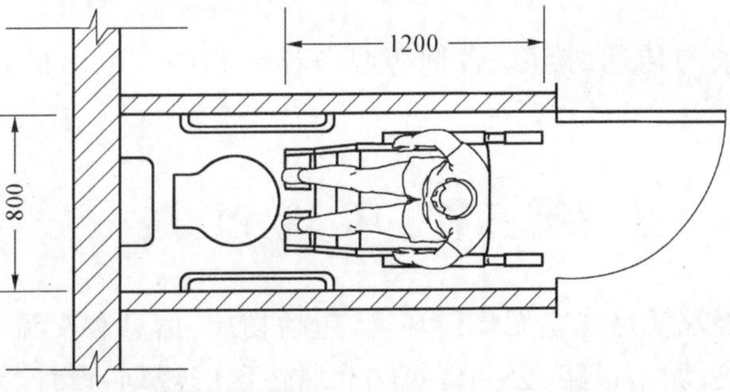

图 6-3　残疾人厕位

(五) 洗手池

洗手池下部空间宽度应大于 70 cm,深度大于 40 cm,池底最低处应不低于地面 68 cm,以便乘轮椅患者的腿部能进入池底;洗手池台面高度不应高于地面 78 cm,以便于接近水池以洗手和洗脸,而一个可升降的洗手池应该更有利于残疾人和不同年龄的人群使用。水龙头采用长手柄式,以便操作。池深不必大于 16 cm,排水口应位于患者能够得着处。镜子的中心应在离地 105～115 cm处,镜面稍倾斜向下,否则患者难以照见自己较大部分的身体。

(六) 浴室

盆浴时盆沿离地面的高度应与轮椅座高 40～45 cm 相近。盆周与盆沿同高处应有一些平台部分,以便患者转移和摆放一些浴用物品。水龙头用手柄式较好。盆周应有直径 4 cm 的不锈钢扶手。淋浴时用手持淋浴喷头,喷头最大高度应位于坐在淋浴专用轮椅上的患者能用手够得着处。同时具备盆浴、淋浴的浴室面积在 2 m×2 m 左右。地面和盆底应有防滑措施,浴室内部地面以及与外间结合处不应有台阶,以便于轮椅进出,且为防止水溢出,可以制作成斜坡,门口高,里面低。有条件的家庭和医院内的浴室和盥洗室等处,应设置紧急呼叫装置(呼叫铃),这一装置应该防水、醒目并且便于摔倒在地面的求救者触及。

(七) 起居室

室内地板不应打蜡,地毯应尽量去除。圆的门开关把手应改造成横向把手以利开关;如手的力量不够,用钥匙开门有困难时,可用一个可插进钥匙的小短棒,开门时插入转动棒。当然,使用现代化的电子钥匙、卡片式钥匙更好。

卧室内桌前、柜前,以及床的一边应有 160 cm 的活动空间,以便轮椅可做 360°旋转。如床头一侧放床头柜,此侧离床应有 80 cm 以便轮椅进入。由于坐在轮椅上手能触及的最大高度一般为 120 cm,因此衣柜内挂衣架的横木不应高于 120 cm,衣柜深度不应大于 60 cm。坐在轮椅上时向侧上方探的合适高度为 130 cm,因此柜内隔板和墙上架板不应大于此高度,墙上电灯开关也应如此。侧方伸手下探时最低可达高度为 25 cm,因此底层的柜隔板、抽屉均不应低于此高度;墙电插座以离地 30 cm 以上为宜。

室内、外的照明要好,视度清晰。脊髓损伤患者,尤其是颈部损伤患者等体温调节功能有障碍等患者,室内温度要有调节。

(八) 传达、接诊、咨询等服务柜台

同洗手池一样,柜台下面离地应为 68 cm 以上,以双足可伸入 45 cm 为合适,台面高度不应大于 80 cm。

(九) 公用电话亭

放电话的柜台要求与传达、接诊、咨询等服务柜台相同。电话机和拨号盘中心离地应为 90～100 cm。

第三节 环境改造

环境改造的基本要求就是建立无障碍环境，包括物质、信息和交流环境的无障碍。物质环境无障碍的主要要求是：城市道路、公共建筑物和居住区的规划、设计、建设应方便残疾人通行和使用，如城市道路应满足坐轮椅者、拄拐杖者通行和方便视力残疾者通行；建筑物应考虑在其出入口、通道、电梯、楼梯、扶手、厕所、房间、柜台等处设置残疾人可使用的相应设施和方便残疾人通行的设施等。信息和交流无障碍的主要要求是：公共传媒应使听力言语和视力残疾者能够无障碍地获得信息，进行交流，如影视作品、电视节目的字幕和解说，电视手语，盲人有声读物等。

一、城市道路

实施无障碍的范围是非机动车道、人行道、人行天桥与人行地道、桥梁、隧道和立体交叉的人行道、人行道口等。在道路交叉路口、人行横道、街坊路口和被缘石隔断的人行道处设缘石坡道，以解决马路缘石（镶边石）给残疾人带来的不便；在城市广场、公园、游览地、商业街等重要公共设施附近的人行道处铺设触感块材为视力残疾者提供方便，引导他们前进或遇有障碍时告诉他们暂停；在城市交通繁忙的路口和主要商业街设音响交通信号，为过人行横道的视力残疾者提供声音信号，以代替他们看不见的红绿灯；在旅游景点、商业街、步行街等处设置盲文地图，方便视力残疾者旅游和购物。此外，为了使符合无障碍标准的城市道路能更好地为弱势群体服务，并易于他们识别，应在显著的位置上设置无障碍标志牌。

二、房屋建筑

实施无障碍的范围是办公、科研、商业、服务、文化、纪念、观演、体育、交通、医疗、学校、园林、居住建筑等处。在专供残疾人使用的各类建筑物和有一定数量残疾人使用的学习、工作场所设无障碍出入口、楼梯、电梯、通道、电话、饮水、厕所、浴室等设施，以满足残疾者学习、工作和生活的基本需求。建筑物的出入口或室内通道的地面如有台阶或有高低差时应设方便轮椅通行的坡道，在坡道两侧及超过两级台阶的两侧设置扶手。在改建、改造困难地段也可选用自动升降平台装置取代坡道。在设有楼层的建筑物，除设置缓坡楼梯和轮椅坡道外，应安装电梯，电梯的规格及设施应符合乘轮椅者及视力残疾者的使用要求。在公共建筑物内的服务台、公用电话及饮水等设施，其高度应符合乘轮椅者的使用要求。在距建筑物入口最近的停车车位，应提供给残疾人使用。

三、室内设施

如果家庭成员中因为各种原因出现了残疾人，需根据残疾类型对家庭内部设施进行一系列的改造。对于肢体残疾需要轮椅辅助行走者，要扩大门的宽度，清理出轮椅通道，以方便轮椅进出；取消门、走廊、起居室、厨房及卫生间地面之间的高度差；调整桌子、椅子、床、洗手池等的高度，有条件的可以加装机械或电动移动装置，帮助残疾人在浴缸、床、轮椅之间转移，必要时可在床边、沙发、餐桌旁边安装扶手，以利于其完成站立和转移；对于视力残疾者，要注意相对固定床、桌、椅等的位置，尽量将家具的棱角改为弧形；给个人电脑系统加装声控或有声阅读软件等。

四、公共交通工具

公共交通工具如公共汽车、火车、地铁、轮船、飞机等都需要进行无障碍改造，以适应残疾人外出活动的要求。未来将投入使用一定数量的无障碍公共汽车，又称低底盘公共汽车，其特点是：车门靠近地面，车内没有台阶，坐轮椅者可直接进入，此外，车内应有固定轮椅的装置，防止轮椅在汽车行驶过程中出现滑动。

第四节　国际通用残疾人专用标志

符合无障碍设计的道路、桥梁、建筑和供残疾人专用的空间如停车场、厕所、电梯等处，应在显著位置上安装国际通用的标志牌，其图案式样如图 6-4。

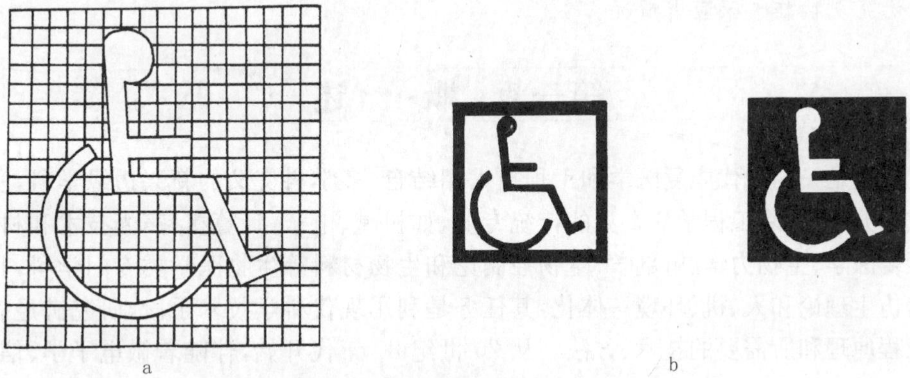

a　　b

图 6-4　国际通用残疾人专用标志

a. 图的比例　b. 两种常用的形式

标志牌尺寸为 0.10 m 至 0.45 m 的正方形，白色轮椅图案黑色衬底或相反，轮椅面向右侧。如在标志牌上加文字或方向说明时，其颜色应与衬底形成鲜明对比。所示方向为左右时，轮椅面向左侧。标志牌用于指示方向，提供以下信息。

(1) 指示建筑物出入口及安全出口。

(2) 指示建筑物内、外通路。

(3) 指示专用空间位置。

(4) 指示城市道路、桥梁等设施。

第七章
新技术在康复工程中的应用

导学

通过学习，应熟悉新技术在康复工程的应用概况；了解环境控制系统、康复机器人及视听辅助技术的研究现状和临床应用情况。

第一节 概 述

康复工程是一门现代康复医学和工程技术相结合、多学科交叉的新兴边缘学科，所涉及的专业领域十分广泛，除工程学科本身的传统专业，如机械、电子、计算机、声光技术和材料学等，还涉及康复医学、生物力学、解剖学、生物控制论和生物材料等生物医学类专门学科，其理论基础是工程仿生理论和人、机、环境一体化，其任务是利用现代科学技术手段，研究满足病伤残者康复的工程原理和所需要的技术、方法。从 20 世纪 80 年代开始，伴随着微电子学、信息技术、人工智能、纳米技术、生物材料、组织工程、基因工程等学科的快速发展，为现代康复工程的发展提供了有力的技术支持。康复工程学与高新技术的相结合，为康复工程增加了全新的发展方向、注入了新的活力。目前，康复工程技术和产品质量，已达到了相当高的水平，主要体现在以下几个方面。

一、假肢技术

假肢是康复工程中发展最早的领域之一，早在第一次世界大战之后就开始有了假肢的全面发展，在过去的 100 年中，假肢的发展经历了由初级到高级的过程，随着康复工程与高新技术的结合，使假肢发展出现了质的飞跃，有了智能假肢的出现，它就是传统假肢与现代新技术结合的产物。随着两者的更加深入的结合，将大大促进假肢技术的发展。

二、康复机器人相关技术

机器人技术是近 30 年来迅速发展起来的一门综合学科，随着康复工程与机器人技术的结合，用于康复的机器人已经开始应运而生。它与已经广泛应用的工业机器人有很大不同，主要应用于环境控制系统、满足患者功能需要、患者职业康复等，且康复机器人在辅助神经、肌肉康复方面也有了很大进步。

三、功能电刺激与神经康复

随着计算机技术的发展，已有越来越多的利用计算机技术辅助产生物理因子、控制治疗强度和效果分析的物理因子治疗仪出现，使物理因子治疗仪向智能化、多功能化发展，功能性神经—肌肉电刺激训练系统、肌电生物反馈训练系统就是其中典型代表，其将高新技术应用在肌力等训练上，从而达到更好的效果。

四、视觉与听觉障碍的辅助技术

视、听觉障碍一直是困扰很多患者的一个大问题，也是之前多年一直没有很好解决的问题，阻挠了患者更好地回归社会。但是，随着科学技术的发展，在信息交流技术十分发达的今天，随着助听器、人工耳蜗、电子或声音的导向辅助用具、语言输出和视觉假体等出现，使这些患者的问题迎刃而解，对于其回归社会具有重要意义。

五、康复评定方法与装置

自康复医学发展以来，康复评定一直处于很重要的地位，它是康复处方制订的重要依据，是否能有科学的评定甚至被认为是康复医学能否持续发展的关键。随着计算机技术的发展，依靠计算机来进行数据处理的先进的康复评定仪器相继出现，如三维步态分析系统、等速肌力测试系统、表面肌电测试系统等开始应用于康复评定中，使得评定的过程更客观、结果更准确。

六、远程康复

远程康复治疗系统的研究与实现是解决患者数量不断增加、就诊不便、专业人员缺乏等问题的一种行之有效的途径，受到广泛关注和研究。

第二节　环境控制系统

一、概述

出于交通事故和体育事故等原因及社会急剧向老年化发展，使得重残人与长期卧床老年人有增多的趋势。对于这些人，其全部日常生活往往需要由别人来照顾，给本人及其家属造成不可估量的身体及精神负担。残疾人家庭环境控制装置是残疾人与环境间的桥梁，在提高重度残疾人的生活质量方面有着积极意义。环境控制系统可帮助残疾人不同程度地恢复生活自理能力，增强其生活的信心和勇气，并减轻家庭负担。

二、内容

(一) 定义

环境控制系统(environmental control system or unite，ECS or ECU)是为四肢瘫或其他重

度残疾者设计的、用以控制病床周围环境中的一些常用设施，以减少在日常生活中依赖程度的自动控制系统。

（二）功能

环境控制系统能帮助高位截瘫患者对室内各种护理和服务设施进行控制。四肢不能活动的重残人，其嘴、牙和颈部的动作，还能受脑神经的支配，因此可以利用这些尚存的活动能力，按照编好的程序，对居室环境中的各种护理或服务设施进行控制，如完成开关门、拉窗帘、控制电扇、开电视、控制对话机和打电话等任务。有的环境控制系统还配备医用机器人，可以根据指令从冰箱或食品柜中取出饮料、食品，并根据患者的需要喂食。有的环境控制系统具有字符处理能力，利用电视屏幕上半部作为字母、数字和一些特殊符号的显示屏，下半部则用于编辑，患者利用吸气、呼气选择字母、符号，通过与系统连接的打印机将信件等输出。环境控制系统的关键是提供一个利用残疾人尚存的功能与电器设备间的人机接口。

（三）系统的组成

环境控制系统一般由接口单元、控制单元、控制信号监视单元和输出单元四部分组成。

1. 接口单元　又称界面单元，它提供了残疾人与环境控制装置的联系，接口单元要能够利用残疾人的残存能力至少产生一个开关动作。接口类型主要取决于残疾的性质，要根据残疾人残存的能力设计合适的人机接口，如高位截瘫患者的残存能力就是晃头、眨眼、皱眉、口叼口棒、咬牙、吹气吸气、语音、注视等。接口单元最常用的是特殊设计的机械开关，如头触微动开关、脚踏开关、颌触开关、头指点器和口指点器用的指点键盘、吹吸气开关、皱纹开关等，以及各种电子开关、生物电位开关等。电子开关有光敏式包括红外遥控开关、压敏式、热敏式、电磁感应式等，如用固定在患者头上的光指点器可以检出计算机屏幕上的一个操作命令的位置，即所谓软件键盘用装在患者牙齿上的感应线圈可产生一系列“电报码”，用解码电路或微机解码后可以控制一系列的操作。生物电位开关是利用皱眉产生的肌电信号或利用眨眼产生的眼电信号进行控制。声控采用的是语言识别技术进行控制，这对残疾人来说是最便利的接口方式，在国外已到使用阶段。注视采用的是摄像和图像处理技术，国外目前正处于试验阶段。

2. 控制单元　又称处理单元或分配与控制单元，是环境控制装置的核心，由电子电路或微机软硬件组成，其作用是对来自接口单元的开关信号进行解码，并转化为输出控制信号。由于受控环境设备有多种，而每种设备又有多种功能，因此确认选择方式是控制单元的重要技术问题。确认选择方式一般有直接选择和扫描选择两种方式。直接选择要求每个设备和每种功能都对应着一个开关，因此需要的开关数量多，这种方式使用于头指点器或口指点器的指点键盘控制；扫描选择方式用的较多，因为它只需残疾人的一个或两个简单的开关动作，如果采用“线扫”，只需要一个开关。如果采用“行/列扫描”，则需要两个开关，一个选中行（选中某种装置如电灯、电视、电话等），另一个选中列（选中某一种装置的某种功能，如电视的某个频道、电话的某个自拨号码等）。扫描方式又分为单步和自动两种，扫描速度及方向均可调节。

3. 控制信号监视单元　控制信号监视是控制信号的视觉反馈信息，为残疾人指示自己选择的项目是什么，常用 LED 陈列指示、LCD 数码指示或电视监视器字符图符指示等视觉反馈，或音响指示或语音指示等声音反馈形式。

4. 输出单元　输出单元接收控制单元的控制命令，对受控环境设备执行操作。被控生活设施的类型可根据实际需要而设定，主要由周围环境设备组成，如电灯、收音机、电视机、窗帘开合器、警报器、门锁、电动床、加热器、电话、对讲机、打字机、翻书器、进食类辅助器、沐浴类辅助器、大小便辅助器和各种家用电器等。

输出单元与受控设备间可以是有线联系，也可以是无线联系。有线联系要求使用者位置保持固定，而无线联系允许使用者在较大范围内灵活操作，一般装在轮椅上的环境控制装置大多采用无线联系，而无线联系常采用射频或红外线方式。

输出的方式有许多种，其中电源输出多用于接通各种电器的电源；直接输出用于电话、传真等；数字控制输出用于护理机器人；开关输出用于呼叫器；红外遥控输出用于红外遥控电视机、音响、空调等；无线电遥控输出用于坐在轮椅上的残疾人控制环境设备等。

三、临床应用

(一) 环境控制选择

环境控制系统应根据患者的特征和需要实施任务，进行恰当的环境控制选择，表 7－1 列出了常用的控制选择。

表 7－1　常用的环境控制选择

任务或措施	患者特征	环境控制
喂食	患者不能自我喂食，但有足以将送至嘴边的食物摄入口腔的神经功能；患者亦须有良好的头部控制能力	电喂食器：通常有一环绕盘子运行的开关，以及另一个从盘中挖取食物并举至事先确定好高度的匙子运行的开关
电话	患者不能拿起话筒，但能讲话	对讲电话
	患者不能使用标准的拨号式或按键式电话	大型的按键式话机、自动拨号机：具有能贮存常用电话号码的记忆装置，并能通过按 1～2 个键钮实现自动拨号
	患者连续操作功能衰退，但头颈能活动、能呼吸，患者能控制两个开关	电话指令控制装置：用双开关接、拨电话
电视	患者不能用手操纵电视机开关，但头颈能活动、能呼吸	遥控
灯	患者不能开灯，但能触摸灯	触摸式灯
	患者不能操纵灯或灯的开关	遥控或电子控制装置：能与任何电器装置连用
录音机	患者不能通过开关使用录音机，但能说话	声控：能控制开或关
	患者能使用单一的开关	遥控：能控制开或关
为书或杂志翻页	患者不能为书或杂志翻页	电子翻页器：能将在读书架上的书或杂志翻页，有的仅能按一个方向翻页，有的能双向翻页。通过多路开关或一个单一的开关操作驱动扫描系统
其他项目	患者需要接近多功能灯或装置；可使用小的按钮	多功能装置：数个能控制多达 32 个装置的模型，需插入总控制或超声控制；需用灯和墙上开关
	患者不能驱动标准的多功能装置	改装的多功能装置：具有上述功能，但开关装置有所改进
	患者能使用计算机键盘	计算机环境控制：利用计算机操作来驱动多功能装置

(二) 操作方法的选择

操作开关（也称传感器）是残疾人常用的人机接口，其功能是将残疾人的身体动作变换为电气信号。在重残人使用各种机器时，操作开关是需要掌握的关键。机器的操作方法，根据残疾人的障碍程度可分为直接选择法、扫描选择法、编码法三大类。

1. *直接选择法* 这是将几个操作对象物(如电钮开关、接触开关等)并列排放着,并用某种方法来直接地指定其中所需要的对象物。例如,一般家庭中电气产品开关的操作及个人文字处理机等键盘的操作就属于这种方法。

2. *扫描选择法* 这是将几个操作对象物用相应的指示灯依次闪光来表示,当患者看到所要求的目的对象物指示灯点亮时,即将指定信号输入,以完成选择动作。与直接选择法相比较,虽然这种方法选择花费时间、效率也低,但是它对障碍严重的只能取出 1 至 2 个信号的患者是有效的。

3. *编码选择法* 这是按照预先设定的规则进行操作,并以此来指定作为目的对象的操作内容。例如,可用一个开关动作时间长短的组合来进行编码,或用呼吸气压开关进行吹和吸的气息组合来组成编码的方法。

(三) 典型环境控制系统介绍

由吹吸指令管控制的生活环境系统,按照编制的程序将信息输入到显示器,当这一操作得到确认后,再将信息传入分配控制器,以启动或关闭某种生活设施;若显示的指令不合自己的意愿,则清除后重新按吹吸编码再次输入,直到显示出符合自己意愿的符号时,才将信息传入分配控制,启动装置中自己想用的生活设施。这种环境控制系统可控制对讲机、电视机、电扇、台灯、窗帘、电动床等 10 类环境设施。图 7-1 为嘴控生活环境系统的示意图。如图所示,四肢瘫的患者仅靠呼吸的力量,通过吹吸管(Ⅰ)和控制选择器(Ⅱ),就可随意控制电灯(Ⅲ)的开关,窗帘(Ⅳ)的开关,电视(Ⅴ)的开关,空调器(Ⅵ)的开关,电话(Ⅶ)和床(Ⅷ)的调节等。

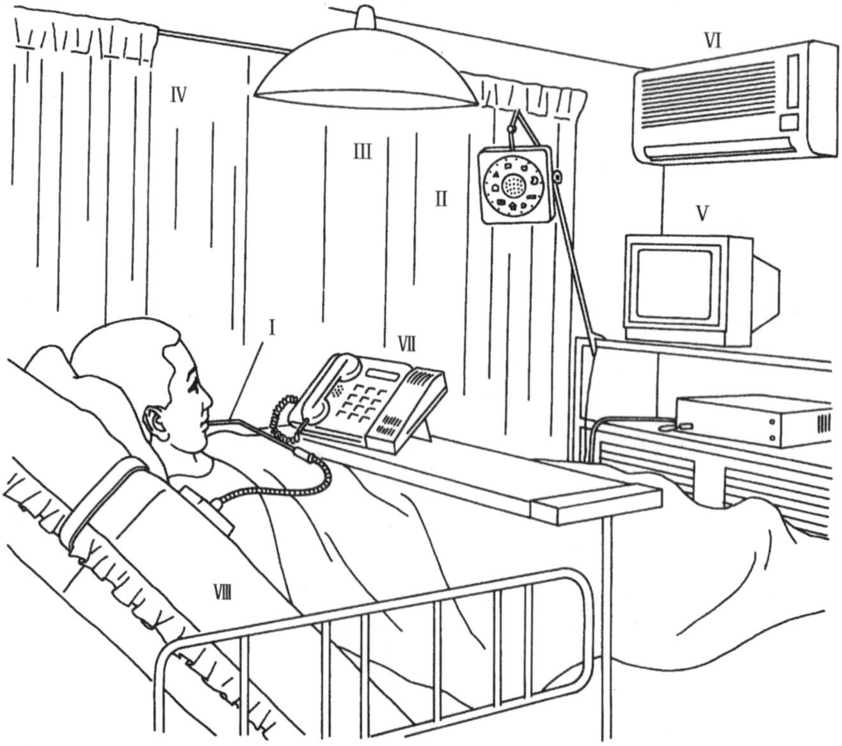

图 7-1 典型的环境控制系统

第三节　康复机器人

一、概述

机器人技术是近30年来迅速发展起来的一门综合学科，它综合了力学、机构学、机械设计学、计算机工程、自动控制、传感技术、人工智能、仿生学等学科的有关知识和最新研究成果，体现了机电一体化、多学科结合和互相渗透的特点，代表了机电一体化的最高成就。机器人技术的本质是感知、决策、行动和交互技术的结合。

康复机器人由计算机控制，并配有相应的传感器和安全系统，在设定的程序下自动进行工作。康复领域应用的机器人，与一般工业机器人有许多不同。康复机器人技术除了涉及机器人运动学、动力学、伺服控制技术，还涉及到人体的运动机制和运动模型、人与机器人的协调运动控制、人机安全、特种机构、人的运动状态测量及康复评价方法等多项技术。随着现代中枢神经康复机制研究的进展，康复机器人技术在欧美等国家已经得到了科研工作者和医疗机构的普遍重视，是近年来集医学与工学诸多相关学科为一体的交叉研究热点之一，康复机器人的出现是康复医学和机器人技术的完美结合。

二、内容

(一) 定义

自机器人诞生之日起人们就不断地尝试着说明到底什么是机器人。但随着机器人技术的飞速发展和信息时代的到来，新的机型、新的功能不断涌现，机器人所涵盖的内容越来越丰富，机器人的定义也不断充实和创新。现在，国际上对机器人的概念已经逐渐趋近一致，联合国标准化组织采纳了美国机器人协会给机器人下的定义："一种可编程和多功能的，用来搬运材料、零件、工具的操作机；或是为了执行不同的任务而具有可改变和可编程动作的专门系统。"一般说来，机器人就是靠自身动力和控制能力来实现各种功能的一种机器。机器人系统具有类人的功能，如作业功能、感知功能、行走功能，还能完成各种动作。它根据人的编程能自动工作，是人造的机器或机械电子装置。

康复机器人是近年出现的一种新型医疗机器人，是为了帮助患者进行康复训练，或用机器人辅助患者的某些生理功能，或为照顾老人或残疾人的日常生活，或为帮助处理医院里的一些日常事务而设计的一类机器人。从广义上讲，康复机器人系统包括医院机器人系统、家庭日常生活护理机器人和智能轮椅等；从狭义上讲，康复机器人系统是帮助残疾人解决生活中困难的一种工具，它可以在家里或在工作场合使用，使残疾人获得更强的独立生活能力，并相当大地提高其生活质量。

(二) 功能

目前的康复机器人能完成以下任务和操作。

(1) 环境控制及个人服务任务，如帮助肢体运动有困难的患者完成翻书页、喂食、设备控制、操作计算机或计算器、打电话等。

(2) 帮助患者完成各种运动功能恢复训练，如手臂运动训练、行走训练、脊椎运动训练、颈部运动训练等。机器人具备许多优点，如可以长期、稳定地进行重复训练，精确、客观地测定训练与运动参数，提供实时反馈、远程训练等。

(3)职业与教育任务和操作，如编计算机程序、处理办公材料、将纸送进打字机并进行操作使用。

(4) 娱乐性操作，如玩电子游戏机、下棋、搭积木、绘画、讲故事等。

(三) 分类

康复机器人的种类很多，有多种分类方法。

1. 按结构分类　机器人系统的结构由机器人的机构部分、传感器组、控制部分及信息处理部分组成。机器人的外貌有的像人，有的却并不具有人的模样，但其组成与人很相似。机构部分包括机械手和移动机构，机械手相当于人手一样，可完成各种工作；移动机构相当于人的脚，机器人靠它来"走路"。感知机器人自身或外部环境变化信息的传感器是它的感觉器官，相当于人的眼、耳、皮肤等，它包括内传感器和外传感器。控制部分是机器人的指挥中心，相当于人脑或中枢神经，它能控制机器人各部位协调动作。信息处理装置(电子计算机)，是人与机器人沟通的工具，可根据外界的环境变化而灵活变更机器人的动作。

欧美国家在护理机器人的研究中起步较早，康复机器人一般由机械装置部分和电子控制系统两大部分组成，现已开发出的康复机器人有如下 3 种类型。

(1) 工作站式机器人：这种机器人为用户提供了一个集成环境，包括一个操作臂和适合于操作臂完成各种任务的环境系统。工作站系统一般用来完成专项任务，它们将现有的电动手臂和专门设计的工作台相结合，由预先程序化的指令来控制手臂拿取工作台上的物品。例如，Handy1 康复机器人和美国的 ISAC 康复机器人可以帮助上肢残疾的用户进餐，DeVAR 工作站和 RAID 工作站则为残疾人提供了一个完善的办公环境。

(2) 搭载式机器人：这种机器人大部分是将已有的机器手臂和电动轮椅相结合，然后设计安装各种传感系统、导航系统、运动规划系统、人机接口系统和控制系统，帮助严重功能障碍的残疾人和老年人提高生活自理能力。德国的 FRIEND 系统就是将一个 MANUS 机器人手臂安装在电动轮椅上，由语音识别系统控制，轮椅的左面安装了一个小平台和一个平板显示器，系统以程序化运动和用户控制运动两种模式工作。在程序化运动模式中，操作对象必须放在平台的固定位置上，用户发出简单的命令来调用模块化的程序完成一套动作。在用户控制运动模式中，手臂可根据用户的语音命令工作。

(3) 移动式机器人：这类机器人可以在用户的简单控制下运动，帮助拿取物品、料理简单的家务和监测环境及人体的一些信息，以及作为获取信息和通讯的平台或帮助老人起床、引导行走等。例如，德国的 Care-O-Bot Ⅱ 机器人是帮助残疾人和老年人独立生活的移动家庭看护系统。该机器人可以摆放桌椅、拿饮料、控制空调和报警系统；可以将用户从床上或椅子上支撑起身，智能辅助行走；还具有管理视频电话、电视等媒体，与医疗和公共服务机构的通信交流，监测危险信号并紧急呼救的能力。爱尔兰的 VA-PAMAID 机器人、日本的 RFID 机器人和 Walking Helper 导航机器人可以帮助老年人和弱视者独立行走，这类机器人一般是以带有环境感知的传感器来实现导航、避障，可以根据用户的行走习惯设定工作参数，具有操作和信息反馈的人机接口。

2. 按功能分类　康复机器人从功能上可分为辅助型康复机器人和康复训练机器人。

(1) 辅助型康复机器人：主要用来帮助老年人和残疾人更好地完成日常工作和生活中的活动，是对他们弱化的机体功能的一种补偿。辅助型康复机器人包括机器人轮椅、导盲机器人、机器人假肢、机器人护士等，能遵从使用者发出的信息指令，在病房或残疾人家庭生活中代替护理人员完成饮水、送药、进食等一般护理工作，帮助体力较弱的人或残疾人实现某些生理功能或执行特定任务。例如，类似于一个小狗形状的导盲机器人——导盲犬，能够对道路的一些障碍、运动的车辆和行人进行判断，引导盲人进行安全行走，

(2) 康复训练机器人：主要功能是帮助患者完成各种运动功能的恢复训练，如行走训练、手臂运动训练、脊椎运动训练、颈部运动训练等。训练形式包括被动运动、辅助主动运动、主动运动和抗阻力运动等。

三、临床应用

20 世纪 80 年代以来，康复机器人的发展主要是用于残疾者的生活助理的护理机器人(patient care robot)，最近几年在机器人辅助神经、肌肉康复(Robot-Aided Neuro-Rehabilitation)训练方面有相当多的研究并取得重要进展。

(一) 辅助型康复机器人

1. Handy1 康复机器人　这是目前世界上最成功的一种低价的康复机器人系统，可以根据用户的不同要求提供 3 种可以拆卸的滑动托盘：吃饭/喝水托盘、洗脸/刮脸/刷牙托盘和化妆托盘，以分别实现相应的功能。可更换的组件式托盘装在 Handy1 的滑车上，通过一个 16 脚的插座，从内部连接到机器人的底座中。

以进食为例，Handy1 康复机器人的工作过程是这样的：在 Handy1 康复机器人的托盘部分装有一个光扫描系统，它使用户能够从餐盘的任何部分选择食物。简而言之，一旦系统通电，餐盘中的食物就被分配到若干格中，共有 7 束光线在餐盘的后面从左向右扫描。用户只需等到光线扫到他想吃的食物的那一格的后面时，就可以按下单一的开关，启动 Handy1 康复机器人。机器人前进到餐盘所选中处，盛出一满勺食物送到用户的嘴里。用户可以按照自己希望的速度盛取食物，这一过程可以重复进行，直到盘子空了为止。机器人上的计算机始终跟踪餐盘被选中食物处，并自动控制扫描系统越过缺空的地方。且利用托盘上的第 8 束光线，使用户在吃饭时可以够得到任何地方的饮料。

Handy1 康复机器人还具有通话的能力，它可以在操作过程中为护理人员及用户提供有用的信息，所提供的信息可以是简单的操作指令及有益的指示，并可以用任何一种欧洲语言讲出来。这种装置不仅可以大大提高 Handy1 康复机器人方便用户使用的能力，而且有助于突破言语的障碍。该系统为有特殊需求的人们提供了较大的自主性，使他们增加了溶入到"正常"环境中的机会，其简单性和多功能性也吸引了所有残疾人群体和护理人员。

2. 护理机器人 Master 系统　法国原子能协会研制的护理机器人 Master 系统实际上是一个以工作站形式进行工作的机械手，属于固定作业式护理机器人。机械手放在平台上，在平台四周的相应位置上放置着残疾人日常生活工作所需的物品及设备，如药品、饮料、书籍、磁盘、计算机、电话等，机械手、平台及物品构成一个工作站，在工作站内根据预先编制的程序，机械手可以代替残疾人完成一系列工作。

该系统的输入接口是两只按键和一个操纵杆，还有语音控制输入。受控设备除了机械手

外，还有多种环境设备，如翻页器、电话、电灯、音响、电视、计算机等。残疾人利用 Master 的自动程序或编制程序可实现喝水、吃饭、抽烟、下棋、翻书、打电话、听音响、电视、装磁盘等工作。由于该系统设计是很全面和完备的，因此被公认为是具代表性的固定式康复护理机器人的杰作之一。

3. *护士助手* 这是一个移动式护理机器人，由行走部分、行驶控制器及大量的传感器组成，可以在医院中自由行动，其速度为 0.7 m/s 左右。该机器人是自主式机器人，它不需要有线制导，也不需要事先计划，一旦编好程序，它随时可以完成以下各项任务：运送医疗器材和设备，为患者送饭，送病历、报表及信件，运送药品，运送试验样品及试验结果，在医院内部送邮件及包裹。

机器人中装有医院的建筑物地图，在确定目的地后机器人利用航线推算法自主地沿走廊导航，结构光视觉传感器及全方位超声波传感器可以探测静止或运动物体，并对航线进行修正。全方位触觉传感器保证机器人不会与人和物相碰，车轮上的编码器测量它行驶过的距离。在走廊中机器人利用墙角确定自己的位置，而在病房等较大的空间时，它可利用天花板上的反射带，通过向上观察的传感器帮助定位，需要时它还可以开门。在多层建筑物中，它可以给载人电梯打电话，并进入电梯到所要到的楼层。紧急情况下，如某一外科医师及其患者使用电梯时，机器人可以停下来，让开路，2 分钟后它重新启动继续前进。通过"护士助手"上的菜单可以选择多个目的地，机器人有较大的荧光屏及用户友好的音响装置，使用迅捷方便。

（二）康复训练机器人

机器人辅助神经、肌肉康复训练系统是近十年康复工程发展的新领域。

1. *双手协调训练装置* 作为上肢康复机器人研究的起点，1993 年加利福尼亚大学的 Peter S. lum 研究设计了名为手-物体-手（hand-object-hand）的双手康复装置，该装置从人类日常生活中对双手协调性工作的需要出发，利用健手带动患手的主从方法，通过实现简单的双手移动和挤压物体以达到训练双手协调性的目的。为保持动作模式的正确性，装置中设计了两个刚性夹板，将手部自由度限制在手腕屈伸运动，并通过该装置检测和传递力的信息。

2. MIT-Manus *手臂康复机器人* 1995 年美国麻省理工大学研制了 MIT-MANUS 手臂康复训练机器人样机。该机器人是一种 30 英寸高的机械臂，是由五连杆组成的平面两个自由度并联机构，与计算机屏幕相连接。

该机器人有平面运动和三维空间运动两种训练模式。用于被动训练时，将手臂固定于机械臂，受试者的患肢在机械臂的驱动下，按康复医师规定的训练处方（运动规律）运动，运动规律显示在电脑屏幕上，为患者提供视觉生物反馈。机械臂带有过载保护装置，确保训练安全。机器人有反向驱动功能，用于主动训练时，患肢推动机械臂按规定训练模式运动，机器人提供阻抗控制和辅助主动功能，以适应不同训练阶段的需要。MIT-MANUS 手臂康复训练机器人应用于美国 Burke 康复医院，经过对 76 名脑卒中（中风）患者为期 5 年的临床治疗表明，患者利用该机构进行圆或直线路径的平面运动训练对肌肉群的恢复有特效，肘关节和肩关节的肌力比常规训练提高 1 倍，且对 20 名患者的 3 年随访表明，疗效具有长期性。

3. MIME（Mirror-Image Motion Enabler）*系列康复机器人* 1999 年，斯坦福大学开发了名为 MIME 的系列康复机器人，该系列机器人分为三代，第一代能够完成两个自由度的单关节运动，包括肘部屈、伸和前臂旋前、旋后的运动。第二代能够实现前臂的平面运动，第三代能够实现前臂的三维空间运动，可执行被动运动和辅助主动运动(即由患者发起运动，当患侧无能力完成所选择的运动时，机器人进行辅助)两种训练形式。第二代和第三代的显著特点是在Puma系列机器人的带动下，不但能够完成单侧训练，而且能够完成镜像运动。机器人的位置数据采集装置装在患侧或健侧的机械臂上。当装在健侧时，可通过主-从控制系统使患侧跟随健侧做对称运动。反之，则可记录患侧的运动，进行功能评定。对照试验表明，受试者肩部、肘部的FM指标和肌力明显高于对照组。

4. ARM Guide(Assisted Rehabilitation and Measurement Guide)　2000年，芝加哥大学研制了名为ARM Guide的上肢训练设备。该设备具有三个自由度，通过手动调节其中两个自由度Yaw和Pitch，使患者完成不同直线轨迹的上肢及物运动训练。训练过程中患者手臂绑在夹板上，沿直线轨道练习5个目标点的及物运动，并利用传感器测量患者前臂施力大小。训练疗程完成后，让患者完成日常生活动作，对比所记录的轨迹范围、直线度、平滑度，并利用未训练过的点来检验未训练区域的运动恢复情况。该训练装置由于设计思路与现有机构决定了其训练方式的单一性，故很难进行训练方式的扩展及深入研究。

5. Lokomat下肢康复机器人　下肢康复训练机器人于2001年由瑞士Hocoma公司研制生产，能够使患者模拟正常人的步伐规律做康复训练运动，锻炼下肢的肌肉，恢复神经系统对行走功能的控制能力，达到恢复走路功能的目的。

训练时，患者踩在Lokomat的活动步道上练习行走。患者像攀岩运动员那样，腰间系着一根安全带，通过滑轮向上提，平衡患者的重心。机器人是被悬挂在杠杆和弹簧装置上，患者双脚垂直方向上的负荷可由配重系统控制。患者每只脚利用黏性布扣固定在机器人的“脚”上，其个人参数，诸如臀部的宽度和臀到膝、膝到脚踝的长度，被一一记入计算机，作为机器人调整设置，为患者提供最舒适步伐的依据。臀部和膝关节等部位采用4个电机驱动，两条腿用护垫固定在传送带上运动着。机器人的步伐，是由高性能计算机控制的马达配合活动步道的速度完成的。软件对患者的臀部和膝关节进行实时控制，使患者迈出符合生理要求的步伐式样。同时，医师可以通过显示器屏幕来监控这一自动行走过程，在屏幕上显示有一系列参数，如行走速度、大腿和小腿的转动角度、大腿和小腿的加速度等。有些患者的下肢能移动到一定程度，就由患者自己“向前”走动，带动固定架一起运动；而对下肢没有感觉的患者，则逆转，由Lokomat模拟这位患者的自然步伐，不仅可以控制行走的速度，而且可以调整行走的姿势，跑道的移动会与机器人的行走保持同步，并通过下肢固定架带着迈步。每次训练时间为30～45 min，每周安排4次，必要时可以多安排几次。该训练方式应用时，患者有一种自然跑动的感觉。

在传统的腿部康复训练中，对于帮助患者训练的康复医师的体力要求较高，因而训练时间和步法的精确性都受到很大的影响。使用康复训练机器人时，可以帮助患者的腿部按照预先设置好的移动轨迹移动，则能收到更好的康复训练效果。

第四节　其他新技术的应用

一、视觉与听觉障碍的辅助技术

(一) 视觉障碍的辅助技术

对于轻、中度视觉受损的患者，辅助技术能够帮助其增强有限的感觉通路。对于严重视觉受损的患者，辅助技术能够从其他感觉通路提供输入。

目前视觉障碍的辅助技术可分为：①将视觉刺激改良和放大的设备，如眼镜、放大镜。②依赖其他通道替代视觉障碍的方法，包括布莱尔盲文、电子或声音的导向辅助用具、语言输出和视觉假体等，是利用触觉辅助设备、听觉辅助设备和其他类型辅助设备来替代视觉。其比较有代表性的技术如下。

1. 盲文显示技术　对屏幕上显示的文本，通过使用一连串针击转成盲文符号的形式，提供逐行的盲文显示。主要适用于全盲人群。

2. 盲文打印技术　这是利用针式盲文打印机，通过在专用纸上打印凹凸针点盲文的打印技术。通过该技术的长期发展，还可以通过针点布局、针点密度和针点凹凸程度来表示图形，方便了盲人认知；为了节约成本、方便使用，当前双面打印技术也日益普及。主要适用于全盲人群。

3. 电子放大技术　用户控制屏幕焦点来选择通信终端屏幕的位置并放大该区域的图像，或者直接利用通信终端的电子放大功能放大所要显示的图像。通常，电子放大技术也可选择放大比例、对比度、亮度、风格来显示。主要适用于弱视人群。

4. 光学字符识别技术　这是将手写输入或者扫描的文字图像转换为标准计算机文本文件技术的汉字识别系统，通常分为手写汉字识别系统和印刷汉字识别系统两大类。按输入方式不同，手写汉字识别系统又可分为联机和脱机两种。联机手写汉字识别系统是直接在通信终端屏幕或者与通信终端连接的书写板书写字符，字符信号即是直接通信终端。脱机手写汉字识别系统是用来识别写在纸张上的字符，它与印刷字符识别一样，需用光电转换器（如扫描仪或摄像机）将字符图形变为电信号，再输入计算机进行识别。对于视觉障碍人群来说，主要是作为语音合成的预处理技术来实现对纸质文本的识别。

5. 语音识别技术　这是让机器通过识别和理解过程，将语音信号转变为相应的文本或命令的技术。根据实际中的应用不同，语音识别系统可以分为特定人与非特定人的识别、独立词与连续词的识别、小词汇量与大词汇量以及无限词汇量的识别。但无论哪种语音识别系统，其基本原理和处理方法大体类似，都包括语音特征提取、声学模型匹配和自然语言理解。适用于所有视觉障碍人群，作为替代的输入技术。

6. 语音合成技术　这是将任意文本实时地转换为自然语音输出的技术。通常在文本分析的基础上，从原始语音库中取出相应的语音基元，利用特定的语音合成技术对语音基元进行韵律特性的调整和修改，最终合成出符合要求的语音。它是随着计算机技术和数字信号处理技术而发展起来的，主要是让计算机能够产生高清晰度、高自然度的连续语音。当前语音合成技术的要求是可以在数据通信和语音通信在终端实现交融，可以使用户在使用信息服务时，使互联网信息、短消息、电子邮件等多数以文本方式提供的信息用语音的方式输出。此外，基于语音合成技术的屏幕阅读也已经被盲人乃至健康人广泛使用。

7. 生物识别技术　这是利用人体特征进行身份认证的技术。生物识别系统是对人体特征进行取样，提取其特征转化成数字代码，并将这些代码组成特征模板，与数据库中存储的特征模板进行比较，以确定是否匹配进而决定是否接受或者拒绝。生物识别可以基于生物特征，如指纹、脸形、视网膜、脉搏等，也可以基于行为特征，如签字、声音、按键力度等。生物识别技术虽然经过多年的发展，但是由于模式识别技术本身的复杂性，生物识别技术目前在实际认证应用方面主要还是辅助性的。目前，生物识别技术依据的是人体本身特征，而不是密码等其他事物，故是一种最安全、最方便的认证方式。适用于视觉障碍人群的鉴别认证，替代了密码输入等。

8. 视觉假体技术　这是属于功能电刺激的一种。它利用大多数盲人往往只有视觉通路的一部分发生病变，而其余部分神经组织的结构和功能尚完好的特点，对视觉通路的完好部位施加特定的人工电刺激，来兴奋神经细胞，模拟自然光刺激的效果，使盲人产生视觉感受。

视觉假体系统包括一个位于患者体外的视频采集设备（通常为小型摄像机）、视频处理模块、电刺激编码模块和植入到视觉通路特定部位的多电极阵列（multielectrode array）。视觉假体的工作原理与人工耳蜗相似，由视频采集设备采集到的实时视频图像经过处理，转化为驱动多电极阵列的信号。多电极阵列对视觉神经组织施加一定幅度、波形和频率的电流刺激，兴奋视觉神经元，从而使患者产生视觉感受。

视觉假体按照植入部位的不同，大致可以分为视网膜植入物（retinal implant）、视神经植入物（optic nerve implant）和视皮质植入物（visual cortical implant），其中，视网膜植入物又可以分为视网膜上植入物（epi-retinal implant）和视网膜下植入物（sub-retinal implant），前者的植入部位在视网膜神经节细胞层与玻璃体之间，后者的植入部位在视网膜色素上皮层与光感受细胞层之间。

主要适用于视网膜色素变性、老年性黄斑病变等一些眼球、视网膜、视神经和视觉皮质病变与损伤，以及先天性失明患者。视觉假体仍然处在研究和开发的初级阶段，目前全世界范围内已经接受植入的患者较之佩戴人工耳蜗的患者要少得多。

（二）听觉障碍的辅助技术——人工耳蜗

在耳蜗水平植入微电极系统，并连接体外语言处理装置，使聋人恢复听觉的人工耳蜗技术，是近 20 年来生物医学工程学、耳科学、听力学、微电子学和材料学发展的一个重要进展，目前已经从实验研究进入临床应用，成为全聋患者恢复听觉的唯一有效的治疗方法。人工耳蜗就是替代已损伤的耳蜗毛细胞，通过电流刺激听觉神经重新获得声音信号的一种电子装置。人工耳蜗是一种声音处理的精密电子设备，是一种特殊的声-电转换装置。目前，人工耳蜗技术已经成为帮助重度、极重度听力障碍患者和从常用的听力装置中获益很小的患者提供有效的听力及提高交流能力、得到康复回归社会最为有效的办法。人工耳蜗技术发展很快，已经从一个单通道耳刺激的装置发展至当今可以用多个电极转换声音信息的装置。全球现在约有 8 万多耳聋患者使用了人工耳蜗，其中 4 万多儿童。

人工耳蜗一般包括体内的植入体和体外的言语处理器、头件三个部分。植入体包括微处理器和电极，是由医师经过手术植入患者耳内，为听神经提供电刺激。言语处理器属于体外部分，有体配式和耳背机两种，主要是将麦克风收集的声音按照一定的编码方案进行处理转换成电脉冲信号，针对每个患者要采用不同的策略调试合适的参数，让患者听到最佳的声音。头件是利用线圈将处理器的信号传入植入体。

人工耳蜗的工作过程通常是：麦克风接受声音信号，通过言语处理器，将声信号进行数字编码等处理，通过发射线圈经皮肤将编码信号传送到植入体内的接收线圈，将这种携带有相应频率及电流强度的脉冲继续传送到多个刺激电极，信号通过听神经传到听觉中枢进行辨别处理而产生听觉。简而言之，人工耳蜗是将环境中的声音信号转换为电信号，将电信号通过植入的电极传入患者耳蜗，刺激耳蜗残存的听神经，从而产生听觉。人工耳蜗的效果与体外携带的言语处理器的编码方案有关，目前应用的多通道电极能够传递多种频率信息并选择性地刺激不同组的听神经纤维，可传递较多的语言信息。由于人工耳蜗是利用电刺激产生的听觉，故植入者听到的不是自然声，而是一种畸变的声音(像听机器人说话)，需要经过言语训练才能理解别人讲话。

二、康复评定新方法与新装置

(一) 等速肌力测训系统

等速肌力测试(isokinetic muscle testing)是一项新的功能评价技术，在20世纪60年代初，首先由Hislop和Perrine提出等速运动的概念，被认为是肌力测训的一项革命，但是由于当时康复工程技术受限，没有办法很好地实现这项技术。随着计算机技术发展，70年代美国Cybex公司制造出第一台等速测试仪器。此后，世界上许多国家开始了等速肌力测试和训练技术的应用、研究，并将等速技术逐渐应用于多个医学学科的临床和科研工作中，尤其是广泛地应用在康复医学与运动医学领域，对各种原因引起的运动系统功能障碍的评价和功能障碍的恢复起到了积极的作用。

1. *分类* 目前，临床上常用的等速测试与训练仪包括Cybex、Biodex、Lido、Kin-com及Ariel等多种仪器，这些仪器都配有计算机系统，具有较高的准确性和可重复性。随着计算机技术的发展，等速仪器的性能也有明显提高，如Cybex已有Cybex6000型，利用附件可以测定和训练踝、膝、髋、肘、肩、腕、腰背等各关节，可以进行等速离心、等速向心、等长、等张等多种不同肌肉收缩方式的肌力测试，测试后能提供详细的肌肉功能各项测试参数，以及全面的力矩曲线，便于综合评价肌肉功能及损伤部位和程度等。还可以提供多种形式肌力训练，可以适合临床不同阶段的训练需求。

2. *应用* 等速运动主要应用于康复评定和康复治疗两个方面。

(1) 等速测试在康复评定上的应用：等速测试系统主要由操作系统和电子计算机处理系统两部分组成，前者可使肢体在预定速度下进行肌肉力量的测试，后者可以记录整个关节运动范围内的运动情况，如某个关节周围拮抗肌群的肌肉峰力矩、功率、耐力、爆发力、达到峰力矩时的时间和角度、标准位置和标准时间下的力矩、屈/伸比值、双侧同名肌的力量相差值、肌力占体重的百分率等一系列数据，而这些数据是其他测试方法所不能达到的，对运动损伤的诊断和治疗具有很大意义。由于等速测试系统可以提供这一系列重复性较好的客观数据，特异曲线的异常又能提示哪一部分关节结构受损，因此可以用来对运动系统伤病进行评估，并在保守治疗或手术治疗后提供疗效参考，以判断治疗是否成功地解决了存在的问题，帮助选择合适的治疗方法。等速测试的出现，无疑对评定各种运动损伤治疗效果具有很大的实用价值。

(2) 等速运动在康复治疗上的应用：等速肌力训练有别于传统的等长、等张肌肉力量训练方法，具有很多优点。①安全：由于等速装置产生的阻力是根据使用者所加的力量改变，因此如果使用者在受伤、虚弱无力等情况下，其阻力将随肌力减少而减少，甚至完全没有阻力；且由于运动过程中运动速度的恒定，肌肉无法产生加速度，不容易造成损伤，因此等速肌力训练是一种相对较安全的肌肉训练方法。②有效：等速装置可产生的阻力远远高于使用者运动时所能发出的最大力量，所以无论使用者用多大的力量，仪器都可能回以同等力量的阻力，可在任何时候、任何角度使使用者达到最大力量，以做持续最大强度的训练，从而不断增强肌肉力量，因此等速肌力训练是目前最有效的肌肉训练方法。③即时反馈及客观记录：使用者通过计算机信息处理系统，可以清楚地知道自己在训练中的即时状况以便不断调整，并通过客观指标的记录，评定训练效果。

等速肌力训练根据使用者不同的情况，可使用许多不同形式的训练方法。①多重速度训练（velocity spectrum training）：使用者在不同的预设速度下进行等速肌力训练，以建立不同的肌力，而能符合运动或日常生活中不同速度的动作需求。②耐力训练（Endurance training）：采用低运动强度的方式来提高使用者的肌肉耐力。③限弧训练（Short arc exercise）：利用限定动作角度的方式，选择一定角度范围内的运动，以避开疼痛的部位，或强调某一特定角度的肌力训练。

如今的新型等速装置多可提供等长、等张、被动、向心、离心等多种运动模式，使肌力训练可综合多种模式，达到最佳效果。

3. 常用等速运动装置　①CYBEX：自 1969 年开始使用，随着计算机技术的发展，由早期的 CybexⅡ＋已发展至目前的 Cybex6000 型，Cybex 在世界范围内使用相当广泛，已经积累了大量科研资料。②BIODEX：1985 年其Ⅰ型问世，目前较新型的是ⅡAP，该装置除可提供等速、等长、等张、离心、被动等运动模式外，还提供自动程序为患者提供康复训练，并配以附件可测试抬举功能及工作模拟。③KIN-COM：1982 年问世，目前新型号是 OSCER，该装置运动速度 0～275°/s，力矩极限 432ft—1b，被动运动仅能提供 60°/s 单一速度，因此在临床上应用不多。④其他：除上述较常见的类型，尚有 Lido、Ariel、Tru-Kinetics、Physio-Tek 等多种，但这些都不能提供前述仪器的多重功能，尚无更多的优势，因此在临床上应用受到限制。

综上所述，等速运动的出现对康复医学起了很大的推动作用，目前由于国内该类装置大多没有较新的型号仪器，其研究发展速度较慢，在康复和临床医学工作中，应用仍相对甚少，尚有很大发展空间。

（二）三维步态分析系统

步行是人类的基本功能，是人区别于其他动物的关键特征之一。人类的步态就是行走时的人体姿势，是人体结构与功能、运动调节系统、行为及心理活动在行走时的外在表现，任何神经、肌肉和骨关节疾患均可能导致步态异常。判断步态异常就要经过系统的步态分析，主要从时间-距离参数、运动学参数、动力学参数、肌电活动参数和能量代谢参数几个方面来评定。最早的步态分析是从 19 世纪末采用拍摄照片来记录步态开始的，随着计算机技术的发展，开始出现三维步态分析系统，其不仅能描述人体三维运动及其变化过程，而且能从运动力学和生物运动学方面分析其运动状态，同时还导入了能量代谢的测量方法。

1. 分类　根据步态分析的目的不同，步态分析可以分为定性分析和定量分析两种方法，三维步态分析就属于定量分析范围内。完整的三维步态分析系统主要包括硬件和软件两部分，其中硬件部分包括步行分析仪、测力平板、动态体表肌电仪和气体代谢分析仪，软件部分则主要包括信号采集、分析软件和建模软件两部分。它主要是摄取人体在步行过程中各个关节点的运动轨迹，然后通过模型分析的方式进行三维重建，从而获得人体运动时的各种运动学参数。从检测的媒介角度，可以分为摄像型、红外线型和超声波型三种类型。

摄像型是通过视频设备将人体行走过程摄录下来，然后逐帧、逐点进行点阵分析，这种方法设备简单，且受试者容易达到比较自然的步态。但由于其分析定位主要依靠人工，误差较大，三维空间分析的精确度得不到保证。

红外线型主要通过红外摄像头接收体表标记点发射或反射的红外线，并进行模型三维重建，从而得出人体各部分的三维运动轨迹，这种类型目前技术已经比较成熟，数据结果精确，操作简便快捷。但对于数据采集场地有一定要求，且仪器设备价格普遍较高，在一定程度上限制了其推广。

超声波型与红外线型相似，通过超声接受探头接收体表携带的超声发射探头发出的超声波，进行模型三维重建，得出人体各部分的三维运动轨迹。这种方法设备价格低廉，操作简单，数据相对也比较精确。但对周围环境要求高，同时超声发射探头体积较大，人体一次携带点的数量有一定限制，从而影响效果。

2. *应用* 三维步态分析系统有很广泛的应用空间，对于很多方面都有很大帮助，临床上主要应用于假肢、矫形器的研发和装配后训练，以及骨科、外科、康复科和体育科学中。

我国假肢和矫形器的研发工作相对还处于比较落后的地步，这除了制作材料的不足以外，与研发技术相对落后也有很大关系，目前国内大部分厂家在假肢和矫形器的研发过程中仍然采用定性分析的方法，很少采用定量的分析方法，而三维步态分析的定量分析所提供的各项参数无疑可以大大提高研发效率。对假肢和矫形器装配后的效果强化，定量的步态分析也能提供很大的帮助。

三维步态分析的定量评价对于骨科也有很大帮助，对于病情的充分掌握和治疗效果的评价有很大帮助。同时，人体阶段性三维分析可以客观、精确地定量评价肢体运动，这对于矫形外科和手外科也是有很大的帮助的。

在康复科中，定量的步态分析对于治疗方案的确定同样有着不可替代的作用，它既对于残肢残存功能的评定、辅助诊疗、评定康复效果等方面有较大作用，也可以作为训练的手段用于辅助步行训练。定量的三维分析系统对运动创伤进行分析，判断损伤程度，有助于运动治疗方案的制订，同时通过三维重建找出不正确运动姿势，可以提出预防损伤的方法。而通过对运动方式的分析，从人体生物力学角度对运动进行指导，可以有助于提高运动成绩，这在体育科学中是很有效的。

目前，由于仪器价格相对比较昂贵，同时对于操作者要求较高，导致三维步态分析系统的推广受到一定限制，但是随着科学技术的不断发展，临床三维步态分析系统价格必将不断降低，同时对操作技术的简化，必将大大推动其广泛使用，以更好地造福人类。

三、远程康复

远程医学是医学和通信技术相结合的产物，它是指不在同一地点的医疗机构运用电子信息技术和现代长途通信技术，为处于相互空间中的参与者提供医疗保健服务和支持的一种服务方式，具体包括远程医学教学、远程医学情报检索、远程医疗等的应用。它综合运用包括卫星传输、光纤通讯、电视传播等一系列现代通信技术，结合计算机图像处理技术，使远隔千里的患者和医师可以通过双向同步动态图像和语音的传递系统进行面对面的交流，从而使患者在异地就可以得到国内或国外一流医学专家的诊断和治疗。目前互联网上远程康复医学的应用除了远程康复医学教学外，主要是提供远程会诊、远程评定及治疗等康复服务。

（一）远程康复会诊

目前国内大部分医院建立的远程会诊系统是基于电话线点对点的连接，设备的投入较少，数据传输速度较慢，不能实现图像的实时传输，同时由于通讯费用按长话费收取，会诊的成本较高，这使远程会诊工作的展开受到限制。而通过网络方式进行远程会诊可达到很好的效果，它的一个突出的优点就是可将资料在网站发布，以综合许多专家的意见而取得准确的结果。同时，患者也面临更多的选择，其可通过互联网将疾病资料传输给不同医疗机构的医师，以利于作出更全面准确的诊断。由于互联网远程通讯费用收取是按照市话收取的，加上网络费其成本很低，非常适合中国国情，目前仍然是远程康复会诊的一种主要方式。

(二) 远程康复评定

随着信息技术的发展，越来越多的康复评定设备利用计算机辅助康复的评定，在功能不断提高的同时，但其价格也大幅度上升，这限制了这些机器的充分利用。远程康复评定技术是通过互联网进行远程康复评定，在边远地区及其他不具备步态分析系统的单位，将患者行走的动态图像压缩后通过互联网传输至步态分析系统的实验室，图像在步态分析实验室经步态分析系统软件处理后，将结果传回请求分析的单位。随着网络的普及，康复评定设备计算机化程度的增加，远程康复评定将在现代康复医疗中起着越来越重要的作用。

(三) 远程康复训练

计算机技术、网络技术及虚拟现实技术的发展，为远程康复治疗提供了实施的可能性，国外已有部分康复机构试用远程虚拟反馈康复训练系统。它是针对手功能康复的一套远程康复训练系统，已在远程康复治疗中初步应用，取得良好的康复训练效果，其基本构造介绍如下。

1. 系统组成

1) 硬件组成：系统硬件主要由康复中心的服务器及患者家中的康复训练工作站组成，服务器与工作站通过互联网连接。康复训练工作站由力反馈数据手套、计算机、网络摄像机等设备组成。中心的服务器与康复训练工作站的配置基本相同，但不配图形加速器及3D轨迹球。

2) 软件组成：康复中心服务器主要安装数据库系统，储存及分析患者的训练信息。康复训练工作站主要安装虚拟康复训练系统软件，软件中包括虚拟橡皮球的抓捏、虚拟手指插板等训练程序，以训练患者的手指力量和关节活动度，每个训练程序有不同难度等级，训练时间可调。康复中心的服务器是通过互联网与患者家中的虚拟康复训练系统进行连接。

2. 训练程序　患者的相关资料储存在康复中心服务器的数据库中，数据库的治疗信息根据患者的训练情况不断更新。数据库中包含有患者的病例号、训练方式、训练时间及其他有关训练的参数，这些训练参数通过互联网传到患者图形界面的工作站上，治疗师可以通过网络随时修改治疗参数，了解患者治疗方式是否正确、效果进展等，并随时指导患者训练。

3. 应用　此系统在美国斯坦福大学试用结果表明，通过虚拟远程力反馈康复训练，患者手的抓握力及眼手协调能力有明显提高。

虽然远程康复医学的运用还存在一些问题，如网络的安全性较差、网络传输速度不尽如人意，但根据互联网的特点及优势，它将对康复医学信息资源的共享、康复医学教学、科研以及其他应用方面产生越来越重要的作用。

主要参考文献

1. 卓大宏. 中国康复医学. 北京:华夏出版社,2003.
2. 南登昆. 缪鸿石. 康复医学. 北京:人民卫生出版社,1993.
3. 赵辉三. 假肢与矫形器学. 北京:华夏出版社,2005.
4. 王珏. 康复工程基础——辅助技术. 西安:西安交通大学出版社,2008.
5. 张建保,等. 中国生物医学工程进展(上、下). 西安:西安交通大学出版社,2007.
6. 缪鸿石. 康复医学理论与实践. 上海:上海科学技术出版社,2000.
7. 窦祖林. 作业治疗学. 北京:人民卫生出版社,2008.
8. 林良明,范玉杰. 现代康复医学工程. 上海:上海交通大学出版社,1992.
9. 金德闻,张济川. 康复工程学的研究与发展. 现代康复,2000,4(5):643~646.
10. 徐军. 等速运动新进展. 引进国外医药技术与设备,1999,5(2):58~62.
11. 唐庆玉,崔子经,李丹. 残疾人家庭环境控制及护理装置研究的最新进展. 北京生物医学工程,1996,15(4):241~246.
12. 恽晓平,白晶,张慧丽. 基于因特网的认知远程康复治疗系统的构建. 中国康复理论与实践,2007,13(10):901~903.
13. Demiris G, Shigaki CL, Schopp L H. An evaluation framework for a rural home-based tele-rehabilitation network[J]. J Med Syst, 2005, 29(6):595~603.
14. Forducey PG, Ruwe WD, Dawson SJ, et al. Using tele2rehabilitation to promote TBI recovery and transfer of knowledge [J]. NeuroRehabil, 2003, 18(2):103~111
15. P. S. Lum, D. J. Reinkensmeyer, S. L. Lehman. Robotic assist devices for bimanual physical therapy: preliminary experiments[J]. IEEE Transactions on neural systems and rehabilitation, 1993:185~191.
16. P. S. Lum, S. L. Lehman, D. J. Reinkensmeyer. The bimanual lifting rehabilitator: an adaptive machine for therapy of stroke patients[J]. IEEE Transactions on rehabilitation engineering, 1995, 3(2):166~174.
17. Peter S. Lum, Charles G. Burgar, Peggy C. Shor. Evidence for improved muscle activation patterns after retraining of reaching movements with the MIME Robotic System in subjects with Post-stroke hemiparesis[J]. IEEE Transactions on neural systems and rehabilitation engineering, 2004, 12(2):186~194
18. David J. Reinkensmeyer, Leonard E. Kahn, Michele Averbuch, Alicia McKenna-Cole. Understanding and treating arm movement impairment after chronic brain injury: progress with the ARM guide[J]. Journal of rehabilitation research and development, 2000, 37(6):653~662